U0023345

元華文創

人工智慧與影像知識詮釋化

Artificial Intelligence and Interpretation of Image Knowledge

修訂版

0 10 1 0

0 1 0 0 10 1 0 0 6 10 1 0 0 10 1 0 0 10 1 0

羅崇銘／著

醫學影像已是人工智慧醫學的主戰場，

為此建立醫學影像檔案學的知識整理，

也是圖書資訊在人工智慧時代的重要角色之一。

自序

什麼是人工智慧？如果你是充滿樂觀與幻想的資工系老師或學生，人工智慧就是會自己思考、推論與創造的機器人，它不一定要有人形的肢體，但也許擁有人類的情感，如此一來，人工智慧就是一個終極自動化的程式，能夠自動學習與自動行為，就像真人一般。但是2020年的今天，這個詞彙已經從科學走到了現實，沒有當初想像的神奇，現今，不管理工醫農或是文法商，從學術到政策、產官學研，無不將人工智慧講得朗朗上口，它不是實驗室裡的老鼠，也不是上街遊行喊的口號，它已經是在我們日常生活周邊落實的科技了，而且它還會成為趨勢一直陪伴人們下去。

從電腦發明以來，人類的效率紀錄就不斷地被翻新，逐漸地有越來越多的電子產品出現在日常生活之中，電話變成了智慧型手機，另外還有智慧電視、智慧冰箱、智慧車輛，透過數位化與雲端化，人們每天都在產生大數據利用大數據，這些數據隱含著人們的身分、屬性、興趣與行為，透過資料科學的分析，人們的長相可以被自動辨識，人們的喜好可以被自動推薦，人們的行為甚至可以被自動預測，這就是在資料數位化後，以強大的計算能力輔以新世代人們對科技的高接受度時應運而生的人工智慧。

現今的人工智慧只是善用數據的小機器人，沒有情感也不會思考，當電腦科學家們持續努力幻想時，我們已經可以利用這個小機器人幫助我們完成各個領域中的專業決策，這個通識化的過程從中小學到大學，從學校到產業，已逐步落實於全世界的各個角落，與此同時，身處某個知識領域的我們，還是要銘記於心的是資料或是數據的數位化品質和決策間的關係是人工智慧的根本，而足以訓練出人工智慧的資料也是人類文明上的知識，應該要好好詮釋並組織化，方便學習也方便傳承，這就是本書所要傳達的理念，也期待能夠拋磚引玉，讓各領域的專業人士貢獻出自己的知識傳承後世，本書能完成也要感謝本人過去在資訊工程、醫學資訊、圖書資訊的師生還有支持我的家人。

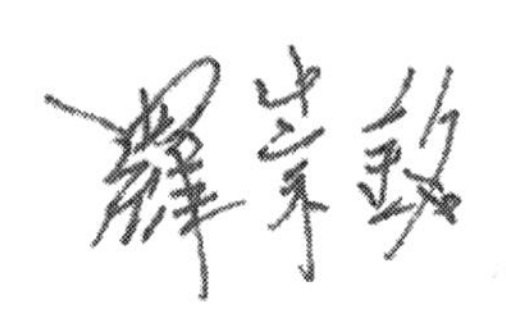

修訂版序

對於現今的人工智慧而言，資料驅動是演算法的基礎，也就是說目前的主流做法是透過輸入的大量資料讓機器能夠去學習其中隱含的脈絡，這個脈絡的結果也許是人們已經在使用的知識，而人工智慧只是將其整合起來，讓已知道這些知識的人們更方便使用這些知識，或是讓不知道這些知識但需要用到這些知識的人們，可以透過人工智慧的協助進行跟專家能力相近的決策。

有鑑於此，修訂版在影像檔案上的描述，除了具體應用人工智慧在特定領域之外，也增加了數位影像的篇章，藉此說明數位影像的重要性，以及知識的產生與呈現如何透過人工智慧進行自動化與利用，此篇章包括影像生成、影像傳達、詮釋資料與應用領域，從源頭說明影像存在的諸多意義，如何透過影像格式或形式在不同環境下呈現不同的內容，這些影像內容的知識該以什麼樣的方式進行詮釋，而更有助於後續對於影像資料的知識儲存、檢索以及理解。

人類文明之所以能夠繼續發展，相當程度是基於前人的智慧累積，也就是站在巨人的肩膀上才能看得更高更遠，因此知識的管理與傳承影響著繼續發展的關鍵，對於人們來說，影像是描述這個多媒體世界中不可或缺的一環，然而影像的解譯卻是如此不易，蘊含大量資訊的同時，也需要有各種層面的解析，才能帶給不同觀眾所需要的資訊，本書冀望能夠讓讀者感受到影像知識的重要性與人工智慧的輔助性，一同將知識文化妥善整理、呈現並傳承後世。

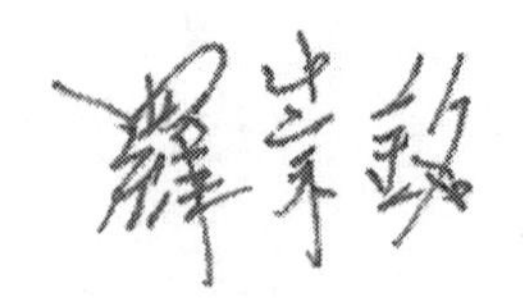

目次

壹、本文

一、數位影像

(一) 影像生成

影像就是這個世界，人之所以可以看到這個世界都是因為光的存在，光線經過角膜、瞳孔被水晶體折射後投至視網膜，存在於視網膜內的感光細胞有 800 萬個是負責色彩的錐狀細胞，分為紅、綠、藍三種主色，分別接收不同的光譜波段，在明亮時作用，另外還有一億兩千萬個桿狀細胞可以在夜晚或低亮度時作用，使得在看不清物體顏色的情況下依然可以分辨輪廓，一個視覺正常的人每天睡醒後睜開眼睛看到的都是影像，直到夜幕低垂後閉上眼睛進入睡眠狀態，然而時不時人也會做夢，清醒時，眼睛所見事物會透過視網膜轉換成電子訊號，傳遞給大腦的視覺皮質區，睡眠時，大腦神經元偶然也會無意識的放電，或是因為生理或情感變化觸發了大腦神經元放電，造成了夢境，可見影像就是人的一生，塑造了人們視覺感知的世界。

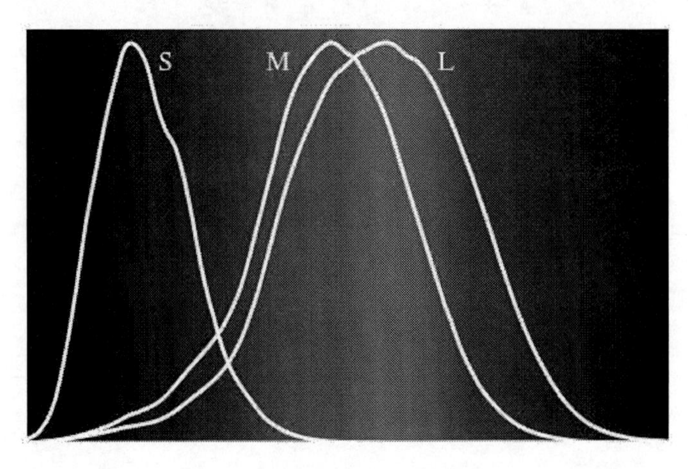

圖 1　紅綠藍三原色

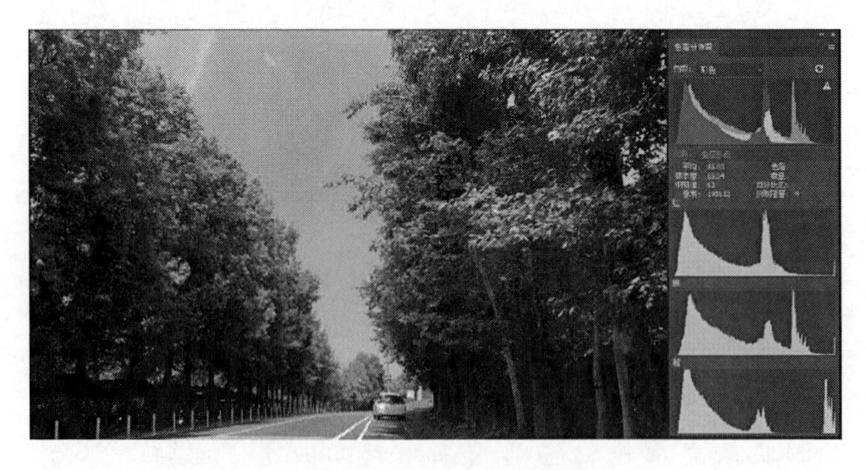

圖 2　色彩分布圖

視網膜中的影像生成指的是人眼如何能夠睜開眼睛看到這個世界，當人們能夠觀察這個世界時，為了留下紀錄，也將看到的影像手繪成圖案，自古以來人類就是群居的動物，在文字與語言還沒發明時，原始人就用肢體語言與其他人溝通建立人際關係，如果不能直接面對面，便在牆上做記號，如果要做記錄流傳下去，就在牆上留下壁畫或岩畫(可參閱 https://commons.wikimedia.org/wiki/File:Egyptian_tomb_wall-painting_-_Egyptian_Collections,_Vol._XI_(1826-1838),_f.118_-_BL_Add_MS_29822.jpg)。

歷史上最悠久的壁畫在法國拉斯科洞窟，已經有兩萬年歷史，其餘還有舊石器時代的西班牙阿爾塔米拉洞、法國韋澤爾河谷、瑞典塔努姆、南非布須曼與中國的內蒙古陰山、新疆阿爾泰等等，新石器時代還有埃及、巴比倫的宮廷建築壁畫，製作這些壁畫的顏料採自礦物質及木炭，畫筆則是動物的毛皮、羽毛，壁畫呈現的意涵帶有生命象徵與文明發展在地球上的足跡，因此被聯合國教科文組織視為世界自然文化遺產，俗話說一張圖勝過千言萬語或者說百聞不如一見，因此圖能夠呈現的資訊是非常龐大的，也因此並不適合做為日常溝通的工具，所以先人發明了文字與語言，文字也是一種符號的圖，只是藉由定義好的線條描述明確的事物，倉頡造字時也是由像形文字開始，《易經．繫辭》和東漢許慎在《說文解字》中有類似的論述：「古者庖犧氏之王天下也，仰則觀象於天，俯則觀法於地；視鳥獸之文與地之宜，近取諸身，遠取諸物，於是始作八卦，通神明之德。黃帝之史官倉頡初作書，蓋依類像形，故謂之文。其後形聲相益，即謂之字。」，相傳倉頡專長於描摹繪畫，因此擔任黃帝的史官，而為了制定曆法與神諭，開始在陽虛山揣摩文字，其心感動神明派遣鳳凰做為使者銜來神書，倉頡朝夕研讀，仰觀日月星辰之勢，俯視山川脈絡之像，旁觀鳥獸魚蟲之跡，及草木器具之形，歷經數年的描繪摹寫，造出各種符號與其代表之意義，便成為了文字，倉頡向黃帝解說時說：「此乃六體六字之式，一是象形，是用摹擬事物形狀的一種造字法，如日像一輪紅日，月像一彎新月，二是假借，是用借字表音的辦法造字，三是指事，是用符號標出事物的特徵，四是形聲，是用意符和音符組成新字的一種方法，五是會意，是合字表義的造字方法，如：『明』由『日』『月』兩個像形字組合而成，以日月之光，來表示『明亮』的意思，六是轉注，是部首相同，音相同或相近，意義相通可以互相訓釋的字，如『老』可以訓『考』，天下禮儀歸於文字，文字必歸於六書類。」(可參閱 https://commons.wikimedia.org/wiki/File:Comparative_evolution_of_Cuneiform,_Egyptian_and_Chinese_characters.jpg)

繪畫影像也是最初情緒表達的方式之一，懵懂的小孩子是從塗鴉開始表達自己的想法與情感，藉由塗鴉的心理投射，可以得到孩子不自覺中透露出的最真實個性、態度、情緒、期待等資訊，例如有自閉傾向的孩子，會在畫中呈現出高度重複的元素，偏向使用一般人不常用的鮮豔色彩，包括代表衝動本能的暖色系與自我控制的冷色系用色都是有含意的，另外還有筆畫的描繪，主題的位置、方向都是內在潛意識的反映，有助了解孩子在學習與認知的過程，在沒有太多利害關係的顧慮下，塗鴉是最自然真實的想法呈現，也因此影像除了讓我們能夠觀察這個世界、紀錄這個世界，也能夠讓我們發揮創造力來渲染這個世界也就是自己的內心對於世界的看法。

那麼人們能不能夠複製出自己觀察到的世界呢?很久以前人們就發現光線通過小孔後會形成倒立影像，這時的裝置稱之為暗箱(camera obscura, 也是相機英文:camera 的由來)，15 世紀開始，藝術家們透過畫筆描繪倒立影像的輪廓以得到物體的形狀，暗箱於是成為輔助繪畫的工具，18 世紀時才有了感光原理，也就是以鹵化銀為主的銀鹽材質，會在光線的照射下發生變黑的化學變化，1826 年產生了世界上第一張照片，之後紀錄影像的材質從銀版到玻璃板再到膠捲，1884 年伊斯曼創立了底片公司並在 1888 年生產柯達相機，這台簡便可攜式的相機最初的售價為美金 25 元，1892 年公司更名為伊斯曼柯達，底片也被愛迪生用在電影攝影機上，以固定間格連續移動一格格的底片，搭配快門曝光，成為影片中的畫格(可參閱 https://commons.wikimedia.org/wiki/File:Afghan_Box_Camera_Photographer.jpg)，1900 年柯達相機只賣美金 1 元，大眾化的價格讓相機成為消費性產品。

過渡到數位時代後，數位影像自然是不可或缺的存在，由數位相機拍攝後直接產生的數位影像不僅可立即觀看結果，免得回家後查看時悔不當初，用記憶體儲存的成本也低，可以盡情拍攝、重覆寫入，同時，記憶卡也比底片容易保存與流通，其原理依然是由光線進入鏡頭後在感光元件上成像，只是元件從化學物質換成了電子，結合電子快門與取代底片的電荷耦合元件(charge-coupled device, CCD)和互補金屬氧化物半導體(complementary metal oxide semiconductor, CMOS)，這些半導體元件將光線能量轉換成電荷後，會依光的強弱呈現出電荷多寡，再送到處理器計算為像素值，儲存成一張圖，而一排排的電容構成一張影像中最小單位的像素，顏色的部分則透過紅綠藍三原色的濾光片，進行色彩的重製，只要三個紅綠藍顏色的色光便能夠複製出所有其他的顏色；CCD 與 CMOS 的大小決定了品質與成本，全片幅的相機擁有對應於傳統底片一樣大小的感光區域，而可以搭配傳統鏡頭有著 1:1 的焦距，消費性或入門相機就只有更小的感光元件尺寸，靠著訊號處理的技術，呈現幾百萬或甚至是幾千萬像素的解析度，數位相機的發展從一般的消費性相機走向數位單眼的高品質與多樣效果的成像後，又因為搭載在手機上的相機模組越來越進步，而使得單一功能的相機產品已經越來越難賣，甚至於在數位相機問世後，轉型太慢的百年大廠柯達已經風華不再，而且差點破產，目前的相機大廠 Canon 也節節敗退，2019 的營業利潤不到 2007 年最高峰時的一半，取而代之的熱門產業是生產感光元件的 SONY，因為雖然相機難賣，但搭配高畫質高像素相機模組的智慧型手機市場已經人手一支，所需的感光元件也比以前的需求多出許多，SONY 目前已擁有五成的全球市佔率，為了進佔六成市佔，在 2019 年已斥資 1000 億日圓，規劃未來月產能達到 13 萬片。

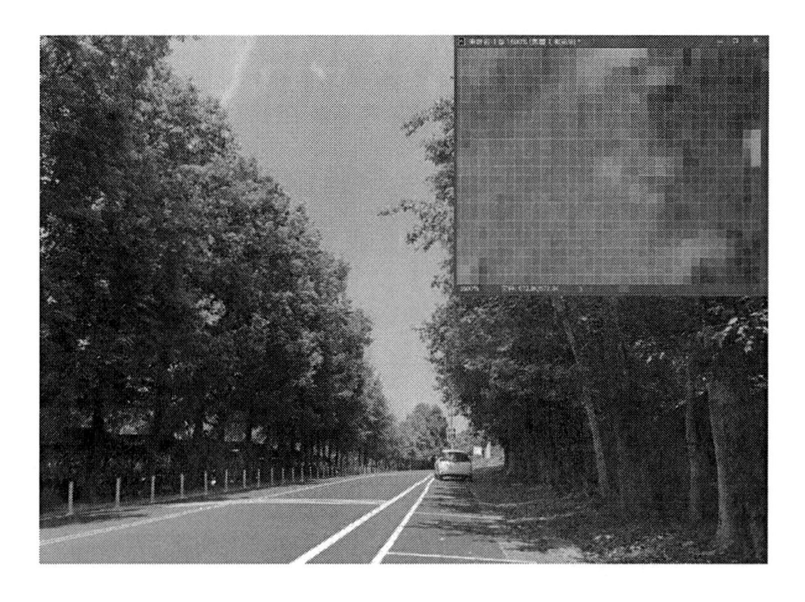

圖 3　數位像素圖

(二) 影像傳達

影像生成之後，第一個要面臨到的問題就是儲存，由於越高畫質的影像就需要越大空間來存放，所以了解影像的品質與其所要呈現的內容，會跟檔案大小密切相關，數位影像的品質會用解析度來解釋，一張影像就包括了直行橫列的兩個方向也就是二維的像素值排列，同樣一公分的實體可以用 100 個像素來表示其內容，也可以用 1000 個像素來呈現，有時候要看應用決定解析度應該要多少比較適合，比如未來可能要輸出成電影海報，那麼解析度就要高一點，如果是在手機上觀看就不需要這麼多像素點，常見的解析度在螢幕桌面來說可能是 1366×768，對於高畫質電視來說就是 HD=1920×1080，以前的長寬比例通常是 4:3，後來流行的長寬比則為 16:9，比較貼近人眼視覺所觀察到的事物呈現比例，現在也因應越來越大尺寸的螢幕而有 4K 與 8K 的規格，例如 3840×2160 或 4096×2160 等長度接近 4000 的 4K 解析度或 7680×4320 的 8K 解析度，越高解析度的影像配合越高解析度的顯示器才能完整呈現出高畫質內容，但相對而言影像檔案因為要儲存的像素點比較多也會因此需要更高的容量進行儲存，這時就會應用到壓縮技術，一般會將壓縮分為無失真壓縮與失真壓縮，無失真壓縮的意思是壓縮後的內容能夠透過解壓縮完整地還原回原本的像素內容，失真壓縮則無法完整還原而只能部分還原，這是因為失真壓縮是透過將影像中較不重要的資訊去除來達到壓縮的目的，所以無法完整還原，但也由於去除的資訊較不重要，因此只要壓縮率不要太高，其差異並不容易觀察出來，也由於可將部分資訊去除，所以也有機會比無失真壓縮的壓縮率更高，達到有效減少儲存容量的目的，例如目前廣泛被數位相機或手機使用的標準 JPEG 格式檔案，即是由 Joint Photographic Experts Group 在 1992 年發布的失真壓縮標準，在適當的壓縮比下，仍舊是實用的最佳選擇，但若重覆儲存同一個 JPEG 檔案數次，則會產生明顯的品質劣化，因此修圖次數不宜過多，或中間過程採用無失真的格式儲存，最後再採用 JPEG 作為最後格式，以方便瀏覽與分享。

影像的格式也與影像內容是否能夠有效傳達有關，現今由於網際網路的發達與高速的頻寬，有越來越多的多媒體影像被分享，絕大部分都由傳統的電視媒體轉向網路媒體，也因此影像檔案的大小也會對瀏覽與觀賞經驗有著密切的關聯，以線上視訊 YouTube 或電視盒來說，基本的 360p 是需要的，若頻寬不充裕時，追求高解析度反而會造成畫面延遲，造成觀賞體驗不佳，若是以 Line，或是 Facebook、Instagram 等主要以靜態影像為主的社群網站而言，高畫質影像或圖多則會需要較長的傳輸與等待時間，同樣地情況也適用於任何需要影像的應用，像是 App 的使用者介面、遊戲畫面、廣告傳播、遠距教學等等；影像的呈現與紀錄是這麼樣的融入生活，因為影像的紀錄告訴人們在過去的某一個時間發生了什麼事情，人的記憶容量是有限的，對於沒有經歷過的歷史或是久遠的回憶，只能依靠影像記錄提醒我們曾經的軌跡和與之相伴的情感，諸如新聞照片或記錄片般的影像，經常具備社會功能，新聞照片的畫面構成真實地捕捉了代表性的瞬間，記錄片的內容包括了藉由真實的求學過程記錄，讓人們有深切的觀點了解當時的教育體系和政策，這些影像中的角色與互動都需要能夠呈現足夠的故事性，除了真實也有藝術性的創作成分， 這種創作不是虛假而是令人感動的美感，珍貴的歷史記憶除了原本的紙本檔案之外，也被數位化典藏以妥善保存與傳播，紐約時報在時代廣場的辦公室地下室有間堆滿了櫥櫃和抽屜的倉庫，儲存有 500 萬到 700 萬張新聞照片以及相關出版訊息，許多照片的歷史可追溯到 19 世紀，是其他地方所沒有的，這代表著一個多世紀以來的全球編年史，為了永久保存這些資產，紐約時報尋求與 Google 合作掃描照片影像後，進行內容分析與光學文字辨識，再透過包括日期、訊息、位置等詮釋資料進行分類與整理，未來能夠以物件辨識擷取照片中的各種資訊後進行深層剖析。

(三) 詮釋資料

紐約時報與 Google 合作將照片掃描後成為數位影像，便能透過電腦進行內容分析與光學文字辨識，再透過詮釋資料(包括日期、訊息、位置)進行分類與整理，未來便能結合檔案資訊與檔案內容進行辨識與擷取影像資訊進行深層剖析，這就是數位典藏的經典應用範例，人手一機的智慧型手機或是消費型相機，讓數位影像的產生變得非常容易，結合 Facebook 或 Instagram 之類的社群媒體，更讓影像的分享比過去任何一個時期都來得簡單，也因此有越來越多的影像集正在產生與被蒐集，並在不久的未來在網站裡或圖書館裡上線，以供一般民眾瀏覽與學習，供專家學者們探索文化與專業領域知識，光是單張影像可能就包括諸多資訊，若是專業領域的影像更如同無字天書，難以讓一般人一窺究竟，這樣的資訊內容若有詮釋資料的建立，加以註明將有助於資訊與知識的傳遞與延續。

詮釋資料又稱為「後設資料」，也就是當資料產生之後，需要對其進行一些資訊的描述，讓人們能夠知道這是一份什麼樣的資料，國際圖書館協會聯盟(The International Federation of Library Associations and Institutions, IFLA)將詮釋資料定義其為：「描述資料的資料。並指出可用於協助識別、描述和定位有關電子資源的資訊。詮釋資料具有不特定格式，有簡單的資料描述，或是提供複雜和豐富的描述。」。透過詮釋資料的描述能夠對應、連結、流通不同的資訊，達到交換資訊的目的。甚至包括資料內容的擷取，更深層的達到歸類、檢索、存取以及提供使用者需要的資訊。過去，詮釋資料用於文件的整理與說明，例如書目的建立能夠協助使用者透過書名、作者、出版日期找到目標書籍，紐約時報的照片檔案也能夠透過日期、訊息、位置等詮釋資料進行分類與整理，透過良好的分類與整理將能夠讓檢索更正確與更容易。以數位影像來說，檔案在產生的時候就有標頭檔欄位做為詮釋資料，常見的

JPEG 檔案就有 EXIF 欄位(exchangeable image file format)用來記錄數位照片的屬性資訊和拍攝資料，包括有相機廠牌、相機型號、韌體版本、直拍或橫拍、長、寬、拍攝時間、拍攝模式、曝光時間、光圈、ISO、對焦焦段、閃光燈是否開啟，讓使用者能夠了解檔案本身產生時的環境與條件，以及影像的基本屬性，這些數值都是透過標準化的 EXIF 欄位而由廠商在拍攝時建立，甚至於在 Photoshop 中開啟並修圖後，Photoshop 也會修改 EXIF 的欄位讓之後使用這個影像檔案的使用者知道這是有經過 Photoshop 修改過後的影像檔案。

類似這種影像檔案的詮釋資料還包括醫學影像的 DICOM 欄位(digital imaging and communications in medicine)，裡面還有分幾個部分，像是病人部分有病患姓名、病患 ID、病患出生日期、病患出生時間、病患性別、病患體重，影像檢查的部分有檢查號、做檢查的次序、檢查 ID、檢查日期、檢查開始的日期、檢查時間、一個檢查中含有的不同檢查型別、檢查部位、檢查描述，還有影像序列的部分，包括序列號、識別不同檢查的號、唯一標記不同序列的號碼、檢查模態(MRI/CT/CR/DR)、檢查描述和說明、檢查日期、檢查時間、影像位置：影像的左上角在空間座標系中的 x,y,z 座標、影像方位、影像厚度，還有一些欄位類似於 EXIF，記錄拍攝參數與影像資料格式，或者會記錄影像儀器的廠牌與型號，還有醫院名稱、醫師姓名等等，使讀取影像的使用者能夠充分了解這個影像檔案是在什麼樣的情況與設定下產生，對應於圖書館的應用則像是以圖書館目錄做為詮釋資料的範例，例如作者、題名、出版資訊、附註、主題、索書號等。

然而詮釋資料在數位典藏等數位的資料與環境呈現時，有著更重要的任務，也就是描述每個數位物件的內涵與特徵，以便能夠在數位化環境或資訊系統中，可以協助達到資源探索最佳化，能夠有效率而精準地被檢索、呈現、管理，或者是建立與其他數位物件的資源互通與共享，將物件在數位化後還能永久的保存下來，這樣的層面不只是描述檔案產生的背景，而是進一步要描述檔案的特徵，特別是其內容與內涵，也就是解釋影像的內容與其代表意義。有鑑於此，已經有相關的研究在設計瀏覽與檢索影像的界面及相關演算法，目前絕大部分還是以文字搜尋的方式，在使用者輸入關鍵字後，由系統進行字串的比對，這時能夠找到確切影像的基礎是來自於該影像檔案是否有符合的檔名，有些部分則是依賴該影像檔案是否有足夠的詮釋資料用來描述它的內容為何，這樣的系統可以有效地找出具體的檢索結果，因為已經有專家用文字進行影像的轉譯，缺點則是礙於人力資源有限，並非所有的影像都可以有完整的詮釋資料，也因此可能有很多符合的影像並沒有被檢索出來，另一個美中不足的地方則是這樣的方式只適合直接呈現出檢索結果，而無法很好的讓使用者利用影像瀏覽的方式，逐步地發現出自己有興趣的內容，通常這時候需要的是將影像內容進行分析後，才能把例如構成影像的物件、種類與色彩等等的視覺屬性量化，直接以影像內容做為檢索的方式找出目標。

無疑地，能夠呈現資料內容的詮釋資料將帶來最佳化資源探索的效益，但是這個世界的資料量只會越來越多，單靠人力並無法有效地建立這些註解，使用資訊技術將會是最有效率、最即時，甚至於是唯一的解決方案，有鑒於此，有越來越多的歷史資料被數位化，除此之外，建立一個具實用性的詮釋資料還需要達到幾個目標，第一個是代表性內容，文字可以被全文檢索，但是影像不行，一張圖勝過千言萬語，但我們不可能用千言萬語做為詮釋資料，而是要將影像的特徵擷取出來做為關鍵性描述，透過影像處理可以將影像內的顏色、亮度、對比、物件、形狀、線條和紋理等低層次的屬性或高層次的影像構成元素進行分析，甚至於是辨識出影像中的人物或文字，第二個是一致性，人為的輸入有其侷限性，除了一般常見的因忙碌而出錯，或沒有效率，還有一個最關鍵的要素就是所有的資料不可能由同一個人輸入，這份工作即使在單一機構內也是會有不同人輪值或合作，這時就有可能產生認知的差距，比如 A 資料與 B 資料是相近的資料，但是各自的詮釋資料是由不同人定義時，有鑑於每個人的理解、見聞和知識背景都不同，或受每日不同情緒的影響都會造成詮釋資料品質不穩定，變成可能用一個關鍵字檢索時只能找到 A 資料卻不能找到 B 資料，因此自動化分析有其必要性，更何況很多資料都是分散在不同機構，建立一個統一的詮釋系統將有助於建立一致性與共通性的標準，全面性的集中式詮釋資料生成與儲存還可以幫助組織快速且有效地檢索和查找適當的資料。詮釋資料經過定義和註記後，可以包含關鍵字、摘要、主題、關聯性，更容易發現和確認對特定用途有效的資料，也可以了解資料與其他資料集的關係以及改變對它們造成的影響，例如，當消費者詢問諸如「客戶身分號碼」之類的商業詞時，將告知用戶哪些資料集、案例和主題領域適用於該短語。此外，如果需要刪除、移動和更改資料的話，可藉此衡量對組織的影響，當詮釋資料能夠完整解譯資料內容後，資料的定位也一併建立出來，這時更能夠達到資料治理，也就是可以設定特定內容只能存取於特定類別的用戶。

以影像辨識為基礎的人工智慧模型可以達到自動化詮釋資料的目的，為了建立這樣的系統，建構與應用的流程有以下步驟:

-收集各影像類別中具有代表性影像內容的影像資料庫

-依照不同影像內容建立詮釋資料做為標準答案

-依標準答案做為人工智慧的訓練資料集，建立辨識模型

-以模型判斷尚未建立詮釋資料的影像是什麼分類，節省人工標記

-以模型判斷新收集進來的影像是什麼分類，節省人工標記

-以影像分類結果提供檢索系統

-以影像分類結果提供瀏覽和階層式呈現影像內容

-統計分析影像分類結果進行大數據探勘

詮釋資料之最大功用有二，一為協助資料管理者對資料進行管理方面之協助，如儲存、控制、管理、散佈交換數位資源。二為提供資料使用者使用資料之協助，如搜尋、辨識、選擇、詮釋、獲取和使用數位資源，藉由詮釋資料，可將大量數據以特定標準做出篩檢和歸類，使管理者有一定規則遵照依循。不僅有助於從已有的數據中快速找到目標資料，亦可成為未來加入之數據的收納標準，為了讓爆炸式成長的數位影像資料庫也能夠被使用者檢索瀏覽與學習應用[1-3]，結合人工智慧是最有效率的

解決方案，因此本書作者憑藉其接近二十年以上的影像研究經驗，欲將影像判讀由資料數位化到資訊擷取，再到知識整理以及人工智慧辨識做全盤整理，以系統性的方式介紹影像的知識擷取與詮釋，讓一般民眾知道影像紀錄如何融合日常生活，讓研究者了解影像科技還能有什麼樣的發展，讓學生學習並剖析影像內容的意義，由於相關技術仍在蓬勃發展中，大部分將從具特殊價值的特定應用開始再逐步擴展至一般使用。

(四) 應用領域

1. 藝術導覽

網際網路的盛行已經使得現代人在每天的生活中無法脫離網路，網路不但提供了方便性更提供了多元化的呈現方式，更重要的是取之不盡用之不竭的知識與資源，例如線上策展可以讓人們在距離遙遠的地球另一端，都能夠透過螢幕與瀏覽器欣賞到不同國家的文化與藝術作品，Google 在 2011 年時推出了 Google Arts & Culture，這項計畫與世界各地知名的博物館進行合作，要創造出身歷實境的藝術展覽，在博物館本身的空間呈現上會以 Google 街景技術拍攝，接著當使用者操作 App 或瀏覽器在其中悠遊時，可以點選畫廊上的縮圖，由超高解析度拍攝的歷史名畫就會出現在眼前提供觀賞，目前已經有 40 個國家或地區的 151 間博物館正在洽談計畫，已有部分展出的博物館包括有在紐約的大都會藝術博物館、倫敦的國家美術館、凡爾賽宮、阿姆斯特丹國家博物館、還有莫斯科、聖彼得堡、馬德里等不同國家地區的重點博物館，使用語言也已達到包括英語、法語、日語等 18 種語言，如同 Google 所宣稱這項非盈利計劃透過與世界各地的文化機構和藝術家合作，期待能夠達到保護世界藝術和文化的使命，並由網際網路帶到每個人的面前，對於任何想要加入的團隊或個人，Google 會無償協助將藝術品數位化並放置於網站，並進行前台的展示與後台的管理，如何加入與已加入的伙伴都是公開透明的資訊。

線上策展無疑鼓勵了民眾的參與並且創造了共享的機制，然而看似美好的發展卻因為資料量的龐大與整合的需求，而有著接踵而來的更多服務機制需要被建立出來，例如對藝術作品瞭若指掌的專業人士來說，並不需要導覽或說明，或者只需要一些提示便能深入作品，但是對於一般民眾而言，卻會因為太多的藝術作品充斥在眼前而只能霧裡看花，甚至於迷失，這樣的落差正相當於人們在實體看展時需要租借導覽機或閱讀介紹文本是一樣的道理，因此建立影像的詮釋資料有其必要性，甚至於這樣的詮釋資料還必須要考慮到不同的使用者，例如一幅作品如果是由藝術家觀看時要提供什麼資訊，對於一般民眾時需要替換為更為人所知的不同註解，這樣的概念如同深受年輕族群熱愛的社交網站Instagram一樣，會在上傳的圖片下方加上標籤，方便讀者理解圖片內容，還能夠提供關鍵字檢索，只是描述作品時的內涵可能是一段故事，也會因欣賞角度不同而有所差異，這些都關係到觀眾的體驗與知識的獲取，過去已經有針對文化遺產的標籤分類，除了人為的鍵入之外就是透過資訊技術的演算法對影像進行分析而得。

資訊技術或是人工智慧的影像分析或辨識若要能妥善的做為人類專家的代理人，必須了解人們在觀察影像時所需要得到的資訊為何，的確，在每個領域會有所不同，本書稍後將會提及已應用於日常生活的身分辨識以及將導入醫學的電腦輔助影像診斷，此處將針對一般影像做為描述對象，影像具有真實性，但真實性取決於主觀認定，從淺層描述為影像中有誰、做了什麼、是在何時做、以及所在地為何，深層描述為影像的意義是否呈現了特定證據或關於認知的理解，在與南京大學藝術學院研究合作的過程中，我們針對民國初年的漢口中西報(西元1906-1925)中的廣告進行了影像標註與後續的辨識模型的建立，關於漢口中西報的資料有 1 萬多張的廣告圖被擷取下來，接著會同上海大學圖書館制定出需要標記的內容，如同現今時下的 Instagram 使用者用 tag 做影像註解一樣，只是館員們用的是專業詞語做為關鍵字依據，然而這並不夠，事實上不同領域會有不同的詞語，因此隨後也找了不同科系的學生來進行標註，比如美術系、社會系、醫學系等等，期待能夠完整地呈現影像內容，這樣的過程不旦耗費人力也需要時間校對，一萬張圖片耗時七年，註解了中英文詞彙，包括人物、動物、植物、國籍、性別、年齡，一份報紙的建立已耗費七年，而民國初年還有其他 2500 份報紙，若要一窺當初的政經與社會發展脈絡，試問需要多少時間，在實驗中本人採用深度學習的卷積神經網路將漢口中西報的廣告中是否有人的意象這個議題進行了辨識建模，基於已標註的事實讓電腦學習，成功地達到了將近 99%的準確率，也就是說這個模型可以用來辨識其他 2500 份報紙，而不再需要由人工觀察，大大減少了人力，同時也加速了評估報紙廣告中人形意象呈現的重要性。

請吸
金馬牌香烟
寧可不看
滑稽片
不可不吸
金馬烟
GOLDEN HORSE
頂上國貨
金馬香煙
品質優美

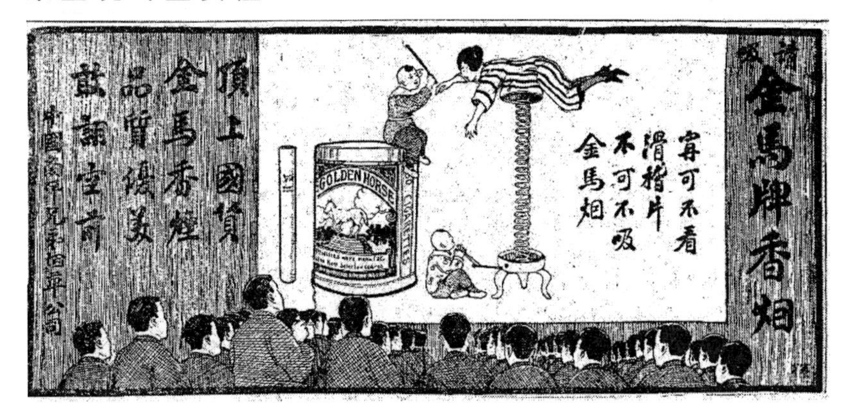

圖 4　漢口中西報廣告

2. 身分認證

影像的證據呈現了一個做決定的依據，這是人工智慧所能發揮的最佳領域，不只需求量大也需要夠高的準確性，最早的應用是從生物認證開始，尤其現在很多服務都是透過網路進行，包括網路銀行或是網路購物，也因此資訊安全越來越重要，過去使用密碼的方式已經不符合時代需求，有些人只隨便用了一些數字做為密碼，有設定等於沒設定，例如 123456 已經連續好幾年蟬聯密碼安全公司 SplashData 公布的最常用密碼排行榜第一名，相當好猜，有時候使用者應系統要求設定了足夠複雜的密碼卻難以牢記，失去方便性也造成困擾，有些系統甚至要求每半年或一年要更新一次密碼，還不能與過去設定的密碼雷同，這些都造成使用者必須將自己的密碼寫下，或放置於容易取得的地方，反而造成不安全，在 Windows 的作業系統上已經有人臉辨識取代密碼登入的功能了，這樣的技術即是以使用者原本就具備與他人不同的生物特徵做為是本人的證據，因此不需預先設定好數字或認證文件，只需真正的本人在場，不但準確性高，方便性更高，

相關技術包括有各種生物辨識:

指紋辨識-

每個人的指紋都具有差異性，構成圖案有環形、弓形、螺旋形，紋線的起點、終點、結合點和分叉點都是用來辨識的影像特徵，在電影影集中會出現的犯罪鑑識，經常會採集手指上的汗液或油脂在接觸杯子或玻璃表面時留下的指紋，採集難度不高也代表容易被偽造，甚至遠距也可以得到指紋資訊，歐洲最大的駭客組織 Chaos 電腦俱樂部在其第 31 屆年會上公開展示，如何從一般相機拍攝的照片中，擷取德國國防部長手指的近距離呈現，並以多角度合成後破解指紋辨識。

3D **指紋辨識**-

超音波打出的脈衝波在經過手指上的凹凸紋理時會有不同的回音，集結後產生 3D 的影像，因為資料的複雜度提高，也能藉此分辨更多不同的紋理並難以偽造，也較不會被手指上的污垢所影響。

靜脈辨識-

以紅外線成像辨識皮膚下方的靜脈血管特徵，只有活體才能通過辨識。

虹膜辨識-

虹膜在眼球中央位置，分布在瞳孔四週，藉由虹膜上的圖案與位置可以提供許多用來辨識的特徵，透過相機可以以非接觸式的方式取得影像並辨識。

人臉辨識-

基於人們可以靠臉部長相就能區分不同的人，由臉部特徵可以做為辨識工具，通常在相機拍下影像後，會先偵測人臉位置，再依眼睛、鼻子、嘴巴等等器官進行特徵擷取。

3D **人臉辨識**-

自從微軟的 Xbox 遊戲機導入 Kinect 深度攝影機做為人機介面後，玩遊戲可以不用搖桿，完全以人的肢體做為控制的媒介，隨後也被 Apple 在 iPhone X 中加入 3D 感測做為人臉解鎖的利器，有三種方法可獲得 3D 的深度資訊，分別為立體相機，也就是透過兩個相機從不同角度產生的平面合併後模擬出 3D 結構、結構光是先將光照射到被測物體後，再收集光在高度起伏與不同角度下的結構變形圖、飛行時間同樣也是先發射光，然後依光返回的時間計算空間中每個點和光源的距離，3D 人臉辨識可以減少以平面照片偽造本人的通過率。

手寫簽名辨識-

過去用簽名確認是否為本人，事實上跟印章一樣很容易模仿，尤其用肉眼觀察時更難以做區別，數位化後，辨識演算法可以量化書寫習慣，像是筆畫順序、速度或下筆的壓力，但這些需要額外的感測設備，並沒有比數位簽章來的有效率，同一個人亦有可能依當時的情境產生不同的簽名，這種人為的生物特徵並不理想，也有一些想法是在空中比劃出簽名，以動作姿勢來辨識，跟書寫類似，只是不需紙筆，但大動作大範圍也需要大的感測器，周圍的環境變化也有可能影響正確性。

步態辨識-

電影不可能的任務中經常會出現充滿想像力的高科技，曾經以製作面具就能欺騙人臉辨識系統的劇情是屢見不鮮的橋段，在新一集中更進一步採用了步態辨識，對照回人們的日常經驗，也常常在路上就能認出是誰的背影在前方走著，相較於臉部經常在照片中出現而易於模仿，學習一個人的走路模樣可就難多了，根據每個人不同的肢體結構和習慣，會有不同的行走模式，量化步態的特徵進而建立模型同樣不是件簡單的事，這其中包含許多的肢體運動行為，也需要大範圍的影像捕捉，但應用時也可以在看不清長相時在遠距離即可辨識。

語音辨識-

傳統對語音的認知是一種訊號並不是影像，但將時間軸考慮進去後就是以波形圖的方式呈現音訊的波長、頻率、強度等特徵，語音辨識受到環境的影響較大，來自於背景的噪音、麥克風的雜訊、或是使用者感冒可能都會影響準確性，在某些場合則特別適合使用，大家不知道有沒有使用過語音專線查詢信用卡資訊的經驗？在身分認證上經常需要花費許多時間，不只是身分證字號，甚至於念哪一間國小都需要回答，非常沒效率，每年花旗銀行在臺灣的客服電話有 450 萬通，通話小時數高達 500 萬小時，每次的身分驗證就花了 45 秒，在使用語音辨識後已縮短至 15 秒，是適合在電話中進行的辨識方式。

身分的確認可以應用在門禁系統、上課點名、手機解鎖、是否為本人購物、過濾可疑分子或貴賓，甚至於是確認親屬關係例如找尋失蹤兒童或長輩，將身分辨識擴展至人以外的動物上，是對畜牧業與漁業的一大幫助，人之所以能夠辨識其他人的長相是因為長期觀察後已知區分差異的特徵為何，有時候我們比較難記住外國人的長相，也是因為比較少機會觀察夠多的外國人並分析差異，因此差異是在的，也不難分辨，只是未受過大量訓練之前，分辨的邏輯還沒有在腦海中建立出來，同樣地情況對應至牛魚等動物上也是一樣的道理，A 乳牛跟 B 乳牛進食的情況與健康狀態並不完全相同，若是能夠辨識出身分，就能經常進行客製化的調整，增加牛奶產量，養魚的情況更明顯，通常魚群生長在同一個池子裡，並不像大型動物可能有固定位置或明顯的外型特徵，透過在水中建置魚臉辨識裝置，同樣可以知道 A 魚最近是不是變胖了，B 魚是不是有生病的狀況，這些資訊有助於養殖，甚至是自動化管理，可避免過去盲目的一體適用，也可以在疾病流行前預先得知，平日可增加產量，災害來臨時可減少損失。

影像的推論透露了循著記錄導引至事實的脈絡，雖然不一定直接指向事實，卻提供了一個方向，在多個不同角度的面向互相交集後，可勾勒出事物的輪廓，以犯罪鑑識來說，從經典文學福爾摩斯到流行動漫柯南，都有滿滿扣人心弦、引人入勝的觀察推理，故且不論為什麼總有這麼多的智慧型罪犯製造出一個個的謎團，這些偵探最專業的就是觀察的本領，很多的觀察都來自於背景知識與經驗，因此解讀影像要從觀察者以什麼樣的角度來詮釋，像是犯罪地點與位置，是否有足跡，或是犯罪者的慣用手造成的異常處，這其中也很需要同理心，懂得揣摩不同人的心境進入現場，也如同攝影一般，尋找在什麼樣的構圖下最具意義，國際鑑識專家李昌鈺說過:從現場找出證據，要站著看、彎腰看、腰彎深一點看、蹲著看、跪著看、坐著看、各種方法綜合起來看。

影像帶來的想像就像廣告反映的社會構成與文化發展，廣告影像的目的在於傳達商品的訊息，並且延伸成為一種消費的符號意象，不只是描述產品外觀與功能的表面形式，並進而讓觀眾產生潛意識裡的感性共鳴，這樣的社會互動中包含有廣告影像本身、觀眾與觀看後產生的詮釋，在以消費為主體的社會發展下，人們越來越以使用什麼樣的商品做為自我定位，於是廣告呈現商品時，除了考慮到文化背景與審美觀來吸引注意力外，也利用代言人或品味的象徵等符號意義來塑造品牌，建立所謂的時尚與流行，也因此，觀察廣告內容的變化可以得知不同時代的生活價值觀，例如在全球化的今天，越來越多全球性品牌充斥在人們日常生活之中，品牌的初衷固然可能是因為其品質保證，但成為名牌後會帶給消費者無形的虛榮感也是一大賣點，當世界各地的人都使用同一個品牌的手機，穿同一個品牌的鞋時，還是要想想自己跟別人不同的文化與民族認同在哪裡，而不是一味的追求物質帶來的虛榮感。

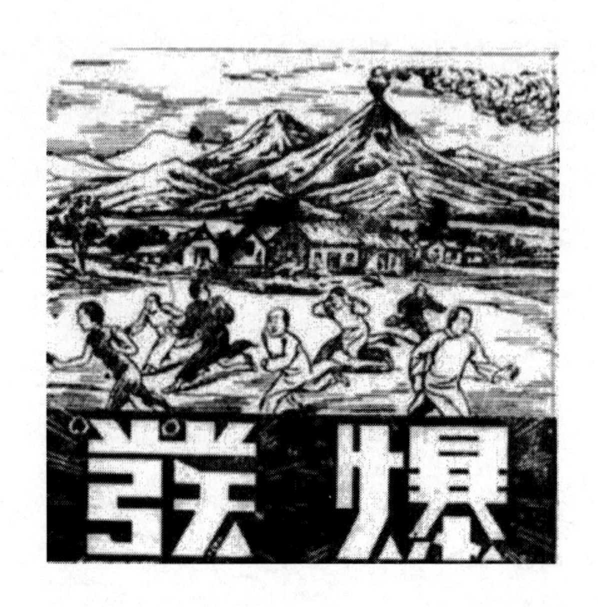

圖 5　藥品廣告訴求：情緒不寧猶如火山爆發，乃因體內血液混濁不清

同一件商品的廣告在不同背景的觀眾看來會有不同的詮釋，廣告創作者固然可以針對不同的消費族群設定不同的廣告內容，以達到感性共鳴的目的，卻無法得知觀眾看到廣告的時刻或周遭環境，或任何會影響觀感的當時條件，以架設在公共場合的看板廣告而言，便能夠架設眾多的環境感測器，例如溫度、濕度，以及辨識站在廣告前方的觀眾是男是女，服裝搭配與情緒反應等相關的資訊收集，

再將此數據模型化，透過人工智慧進行客製化調整廣告內容，例如服飾廣告的看板內容自動在夏天撥放排熱衫的介紹，或在雨天呈現新型的雨衣。

二、醫學影像

根據臺灣內政部的資料指出，65 歲以上的老年人口已超過成為「高齡化社會」的 7%門檻，達到 14%，這樣的老年人口數排名亞洲第 3，僅次於日本、南韓[4]，國家發展委員會也推估 8 年後，臺灣將成為「超高齡社會」也就是達到 20%的老年人口；甚至在 40 年後，社會老化指數(65 歲以上的老年人口數與 0-14 歲的幼年人口數之比率)將高達 406%，意即每 10 位臺灣人中就有 4 位是老人而每 4 位臺灣人之中就有 1 位是 85 歲以上的超高齡老人[5]。高齡化代表更多的醫療與長期照護，尤其是需要更多的人力投入，但反觀 2019 年最新的世界人口綜述（World Population Review）[6]，臺灣的生育率排名在 200 個國家中排名最後，每名婦女平均只生 1.218 個孩子，若經過兩代都是獨生子女，則該夫婦需要照顧雙方父母以及雙方父母的父母，也就是要照顧六對父母，同時間離婚率攀升至千分之2.31，高居世界第二，以單親家庭來說照顧長輩更為吃力，預估 30 年後將是 1.5 個年輕人照顧一位老人；社會恐無法負擔醫療照護的成本與負擔，對於目前醫療人員的忙碌來說可謂是雪崩式的衝擊，因此在臺灣傑出的資通訊科技與優秀的醫療技術結合之下，發展人工智慧的醫療器材不但有強大的內需更有高經濟產值。

2012 年，以深度學習為基礎的人工智慧在 ImageNet 的影像辨識競賽中獲得了史上最成功的準確率，甚至於已經超越人類的極限[5]，並且在隨後幾年的比賽中，以深度學習為主的演算法不斷的將準確率往上提高，比賽在 2018 年宣布不再舉辦，因為該項辨識出自然界 1 千種物件的難度對現今的技術而言已經不具任何挑戰性，同樣的情形發生在 2016 年由 Google DeepMind 舉辦的挑戰人類棋王競賽[7]，以深度學習為基礎的 AlphaGo 接連打敗韓國李世乭、中國柯潔，也宣告人類在圍棋領域再也無法勝過電腦，因此，從 2016 年開始，美國白宮推出三份人工智慧策略報告:「國家人工智慧研究發展戰略計劃書」(National Artificial Intelligence Research and Development Strategic Plan)、「國家人工智慧、自動化與經濟計劃」(Artificial Intelligence, Automation, and the Economy)以及「準備迎接人工智慧未來」(Preparing for the Future of Artificial Intelligence),描述了人工智慧發展的長期策略,人工智慧對社會、經濟層面的影響,以及管理、倫理、公平、法規管理[8-10];2017 年,英國、法國、中國、日本都推出了人工智慧發展策略,中國國務院發佈了《新一代人工智慧發展規劃》[11],不但技術要達到世界領先水準,並在製造、醫療、城市、農業及國防領域得到廣泛的應用,麥肯錫全球研究院(McKinsey Global Institute)也預測人工智慧在 2030 年前可帶給全球經濟 13 兆美元的產值成長[12]。

以深度學習為基礎的人工智慧之所以可以獲得如此大的成功,並且廣為各國重視要將其應用於製造、醫療、城市、農業及國防,在短時間內全面推廣的可能性就建立在深度學習技術已經逐漸擺脫對於領域專家的依賴，而著重於檔案數據本身，在科學期刊的發表上，過去對專家依賴最深的醫學領域，已有相關著作證明深度學習在醫學影像上的成功，2016 年 Google 訓練 128,175 張影像來區分糖尿病視網膜病變，得到了超過 90%準確率，並發表在影響因子高達 47 的美國醫學會雜誌：JAMA [13]，史丹福大學訓練了 130,000 張皮膚影像用來分辨黑色素瘤，達到了超過 90%的準確率，也發表在自然期刊： Nature [14]；深度學習在巨量影像的支援下已達到可應用於臨床的準確率，隨後的文章內容都是找來數十位人類醫師與人工智慧比賽，結果可想而知，人工智慧再次大獲全勝，研究的發展還得需要臨床市場的認可方能成為市面上的產品，美國食品藥物管理局(Food and Drug Administration, FDA)光是在 2018 年就通過三項核准不需醫師在場即可自行做出診斷的人工智慧醫療器材，包括 2018 年 2 月核准由史丹佛大學衍生公司透過分析電腦斷層影像自動偵測可疑的大血管阻塞做為潛在中風危險(https：//www.fda.gov/newsevents/newsroom/pressannouncements/ucm596575.htm)，2018 年 4 月核准快速篩檢糖尿病視網膜病變(https：//www.fda.gov/NewsEvents/Newsroom/PressAnnouncements/ucm604357.htm)，以雲端分析在 1 分鐘內判讀要轉給眼科治療或 1 年後追蹤，2018 年 5 月核准電腦輔助骨科偵測軟體的上市，藉由分析手腕 X 光來偵測是否有骨折(https：//www.fda.gov/newsevents/newsroom/pressannouncements/ucm608833.htm)。

現今醫療機構中的影像檢查已經越來越多，臺灣健保署統計 2017 年國內檢驗申報費用前 5 名[15]，分別為：CT 的 103.8 億元、超音波的 86.5 億元、MRI 的 62.25 億元、心臟酵素與血脂肪的 62.2 億元還有病理檢查的 39.2 億元，為避免過度檢查，健保署在 2018 年建置了雲端醫療影像資訊分享平臺，鼓勵醫院做完 CT 及 MRI 檢查後，將影像及報告上傳至該平臺，方便民眾到其他醫院尋求第二醫療意見或後續照護時，不需花費 200 元到 600 元的燒錄影像光碟費用，可透過雲端系統進行調閱，立意良好，然而不同廠商的儀器型號與醫師習慣的掃描參數仍有所差異，因此，影像掃描的量在短期內難以下降，放射科的負擔不言可喻，除此之外，舉凡影像的獲取、儲存、傳輸、判讀，皆因為龐大的資料量與需要診斷資訊而做的影像處理過程而迫切地要數位化及系統化，以協助完成每日臨床工作量，目前數位檔案已逐漸普及，還有高速網路的平價化使得越來越多的影像判讀是利用遠端人員來完成，像是一家醫院分布在不同地區的分院，或是遠距的獨立醫學影像診斷中心等等，都是將影像獲取與影像判讀有效地被分開。

醫學影像判讀是由偵測、描述和診斷所組成，在審閱篩檢病例時，偵測是相當有挑戰性的工作，尤其是三維的電腦斷層或核磁共振在單次掃描即會產生上百張切面圖，像是發生率很高的肺癌就需使用低劑量電腦斷層進行篩檢，篩檢時會偵測到的腫瘤通常都較小，然而需檢查的切面有上百張，在長時間多張影像的變換下，觀察者很可能因疲勞而降低其表現，因此以人工智慧為基礎的電腦輔助偵測的自動化標記可協助醫師確保異常組織的發現與診斷，現今醫學影像已是人工智慧醫學的主戰場，為此建立醫學影像檔案學的知識整理也是圖書資訊在人工智慧時代的重要角色之一，本文將分析臺灣醫學界在臨床上常面臨到的診斷影像類型與內容，並描述與整理影像檔案的形成、儲存容量、存取機制、安全性、使用規範、完整性與標註需求，補足醫學影像在檔案學上的一環，並藉此呈現醫學影像檔案在人工智慧時代下的機會與挑戰。

(一)臨床影像診斷議題

本人任教於臺北醫學大學期間指導的碩博士班學生包括醫師及醫護人員，長期以來的研究合作對象也來自國內各大醫學中心，研究領域皆為各科別極欲借助人工智慧與影像處理進行分類與評估的臨床疾病，茲將不同科別的主要診斷需求和相對應的成像儀器列於下表：

表 1　各科別主要成像與診斷需求

科別	影像診斷需求	成像
放射科(放射診斷、核子醫學、放射治療)	來自各個臨床科的病灶影像診斷，還有健檢／篩檢	X 光、電腦斷層、核磁共振、超音波、放射性造影(利用葡萄糖代謝成像)

科別	影像診斷需求	成像
乳房(外)科	乳房腫瘤的良惡性診斷	乳房攝影(X光)、各種超音波、核磁共振
病理科	來自各個臨床科的病灶組織診斷,篩檢項目包括結核菌、子宮頸抹片	顯微鏡、全玻片數位化掃描
皮膚科	痣的變異、黑色素瘤、癬、膚質檢測	放大鏡、超音波、組織影像
眼科	糖尿病視網膜病變、黃斑部病變	眼底鏡、光學電腦斷層
骨科/復健科	肩旋轉肌病變、骨折	超音波、核磁共振、X光
胸腔內科	肺癌、睡眠呼吸中止症	一般支氣管鏡、螢光支氣管鏡、電腦斷層、核磁共振、超音波
消化科	大腸息肉、大腸癌、肝硬化	內視鏡、超音波
神經內科	失智	步態影像
神經外科	腦瘤	電腦斷層、核磁共振

科別	影像診斷需求	成像
急診科	中風	電腦斷層、核磁共振
心臟內科	二尖瓣逆流、心肌術後評估	超音波
心臟外科	心臟術後灌流評估	血管攝影術
婦產科	產檢、達文西手術導引、生殖醫學	超音波、可見光成像(相機)
牙科	齟齒嚴重程度評估與偵測	局部 X 光、環口 X 光
中醫	針灸	可見光成像(相機)

醫學影像檔案學是以包含醫學資訊的影像檔案如何產生、操作、管理、擷取和呈現以及整合後應用於臨床醫學上的系統性整理，檔案的管理和操作方法，聚焦於影像是如何從醫學成像儀器獲取、儲存、傳輸和呈現以供判讀，在醫院的各個科別中，主要產生影像檔案的是放射科，因此會先以此為背景討論相關議題，影像檔案在其他科別中亦不可或缺，包含病理科、皮膚科、眼科等等，這些科別負

責的器官也必需要利用專門的成像儀器進行臨床診斷;還有一些其他科別則依賴放射科提供成像與判讀建議,以下主要描述重要的影像科別與範例。

1. 放射科

當病患感覺身體不適而去醫院掛號時,醫師可利用影像偵測出可能的病變處並加以診斷,比如在血管造影中發現有局部的血管狹窄或阻塞,這時影像就是直接的證據,用來區別和其他疾病的不同,可作為鑑別診斷,有些疾病的診斷則不能單靠影像,尚需其他資訊的配合,在影像導引下進行的微創介入治療也有逐漸增加的趨勢,利用細小的傷口將導管引入後,利用 X 光放射影像進行導引治療,像是放置支架於狹窄的頸動脈或急性缺血性中風的溶栓。

廣義的診斷包括所有的臨床決定,進一步細分則可以有更多貼切的詮釋,例如判別腫瘤的良惡性程度是診斷,診斷完是惡性後可以進一步評估為癌症的第幾期,或者依影像變化得知治療的效果好不好,是否有比較差的預後,用於產檢的超音波則可以評估胎兒的大小、生長發育情形，近年癌症發生率相當高，以影像能評估放射治療是否對腫瘤能達到最大的劑量，並減少周圍組織對輻射的吸收，找出最好的治療方案，而手術前，也經常會透過電腦斷層影像先建構出三維結構，從多面向建立器官間的相對位置資訊，快速進行手術路線評估，並在手術時已在心中有空間上的對應圖。

許多科別的影像判讀會交由放射科協助，然而回到治療評估或手術計畫就需要由該科別的主治醫師與放射科一同會診，這時影像就是一種溝通工具，可以讓雙方的認知取得協調與共識，影像具有其特殊性，也就是難以用言語取代，當它成為一種根據時，唯有雙方同時看到影像內容時，才能具體知道彼此的認知是否有誤差，並做出最後的共識決策，醫師與病人的溝通亦是如此，單純以言語來說明診斷結果，不僅病患無法了解醫學術語，也難以想像只有經驗的人才能描述出來的情境，利用影像說明病灶或手術過程，也可以使病患清楚自己身體的狀況，達到撫慰人心的目的，否則後續因情緒引起的訴訟也是相當麻煩的，最後要溝通的對象就是學生，臨床經驗的判讀結果除了要向病患解釋，也要傳承給學生，也因此經常需要保留一些教學片，藉此說明什麼是典型的例子、特殊的例子、靜態的二維、立體的三維、隨著時間變化的四維，這些都不是言語能夠形容的，建立系統化且結構化的影像認識，是一項不容易但極需經驗累積的過程，過去使用塑膠的人體解剖模型解說，現在有虛擬實境與互動式影音的科技輔助，都是為了讓學生提早認識影像所呈現出的鑑別性診斷為何。

2. 乳房外科

上述提到的放射科是以其在臨床扮演的角色而言，實際應用放射影像的科別以乳癌集其大成，乳房不只是女性特有的性徵，更是代表外表的器官，也因此放射影像檢查在此扮演著相當重要的角色，因為姑且不論手術會留下傷口甚至於是切除，即使是切片也會有傷痕，並且會帶來心理上的陰影，因此若能從影像中即可得到有意義的診斷資訊，那麼可以避免很多不必要的創傷，然而本人過去研究乳癌七年期間，衛生署公布的乳癌發生率及致死率卻是連年攀升，年齡層也不斷下降，最有效的方式還是早期發現早期治療，所以影像檢查除了在有症狀時與以診斷之外，也是篩檢的利器。

一般來說當病患感覺到身體有異狀時，會到醫院去掛門診進行檢查，主治醫師首先採取的影像檢查是乳房攝影(Mammography)，有感覺到不適就要去掛號，這是天經地義的合理作為，然而有一點要注意的是，生理期期間的細胞活化程度可能會讓良性細胞看起來像是較具侵襲性的惡性細胞，若選在非生理期去醫院，或許是一個更好的選擇，乳房攝影是一種 X 光投影成像，容易標準化，在擠壓乳房為扁平狀時，掃描面積可擴大，每一邊的乳房會拍攝兩種視角(圖 6)，分別為頭尾投射(craniocaudal, CC)，內外側斜位投射(Mediolateral Oblique, MLO)，為的就是避免死角，有時候還會以不同角度再拍攝一張，投影式的乳房攝影有標準化、簡易操作的特性，同時也是缺點，因為投影是把立體的體積疊合成扁平化的二維影像，疊合的過程有可能會讓異常組識隱匿於乳腺組織之中，因此有時候還需要做進一步的其他影像檢查，然而像是微鈣化或是原位癌(Ductal

Carcinoma in Situ, DCIS)，仍需仰賴乳房攝影的成像方式[16]。

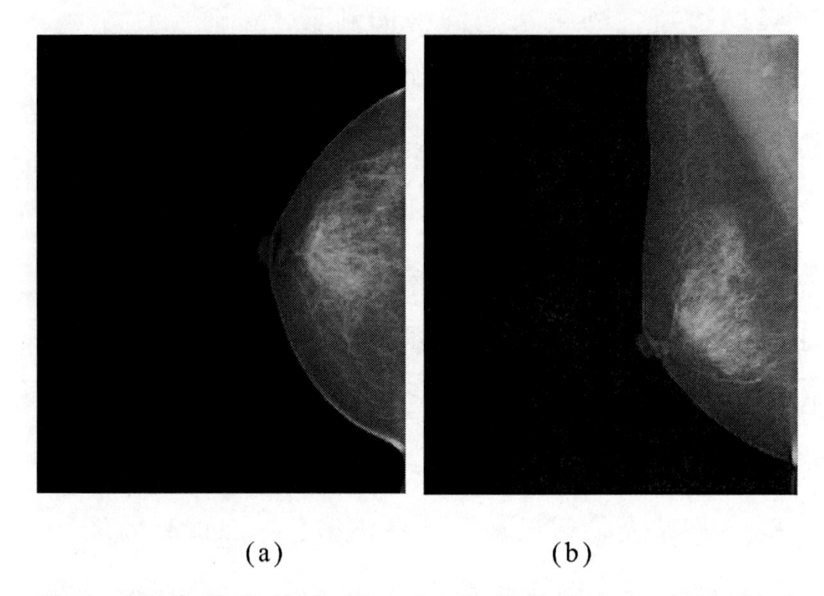

(a) (b)

圖 6 乳房攝影視角圖：(a)頭尾投射(craniocaudal, CC)；(b)內外側斜位投射(Mediolateral Oblique, MLO)

乳房攝影的儀器開發與標準設立是由西方人所開展，然而東方女性的乳房組織卻有著根本的差異，也就是較高的乳房緻密度，代表著更多的乳腺組織與較少的脂肪，這樣的組織結構在乳房攝影下將更為不利於觀察異常組織的存在，也因此，需要有額外的輔助檢查，其中越來越不可或缺的便是超音波檢查[17-19]，超音波有許多的好處，通常簡單、便宜、容易取得，並可以針對局部的細節反覆觀察，有即時回饋的 B-mode 影像，B 是 brightness 的縮寫，代表著組織內部的結構是以灰階的亮度呈現，並可看到包括皮膚、脂肪、乳腺組織、腫瘤、肋骨等等的對比成像，並且無輻射，同樣地，方便使用的相對應缺點即是使用者的操作與經驗具有決定性的影響(Operator-dependant)，也就是每一次的操作結果可能會不太一樣，醫用超音波的發展後來被廣為利用，還可以用來做良惡性腫瘤診斷的有都卜勒超音波 (Doppler) 與彈性超音波 (Elastography)，這兩種超音波都應用其他原理將組織的物理特性以彩色部分強調出來，疊合於 B-mode 之上，結合特性呈現與組織結構化呈現，都卜勒超音波可以觀察腫瘤組織附近血液流動與血管增生的情形[20,21]，這對應到腫瘤本身的侵襲性程度，腫瘤不管是良惡性都是屬於不正長的增生，然而惡性腫瘤較具侵襲性，不但不安分於所屬組織層並會開始增生，越來越大，所以結構影像上的尺寸與形狀是重要特徵，以都卜勒來說，腫瘤增長時利用新生血管提供養分的現象可因此被觀察到，所以惡性腫瘤週邊的新生血管數目是重要指標，彈性超音波也源於惡性腫瘤較硬的特性[22,23]，臨床上醫師經常用觸診方式來發現異常組織並藉由其與正常組織間的軟硬程度對比來判斷惡性程度，而利用超音波的回音特性，可以檢查皮下組織更深的地方，彈性超音波在進行掃描時。為了要能夠得知組織的軟硬程度，需要施加一個外力，再看組織依此外力之下位移的程度來進行軟硬程度的計算，外力依不同廠商不同型號而有所區別，第一種是利用手壓，由醫師施加壓力於探頭之上，然而不同人在不同時間點所施加的壓力各不相同，重製性低，另一種為利用受試者的呼吸作為外力，雖然減少了人為的外力介入，但是呼吸仍然不是一個太穩定的力道，最穩定的則為機器本身自動產生外力，稱為剪力波，是一種橫向波，配合原本超音波成像的縱向波，可很大程度上減少人為的影響，下圖 7 及 8 為不同超音波成像的範例。

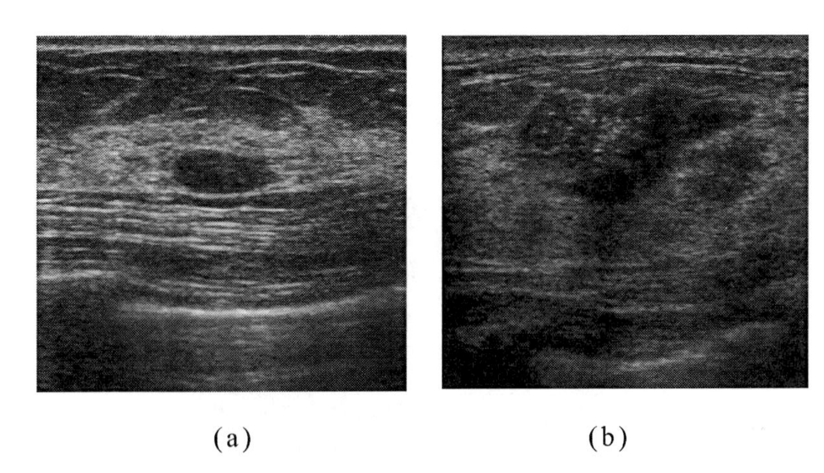

(a) (b)

圖 7　B-mode 超音波：(a)良性乳房腫瘤；(b)惡性乳房腫瘤

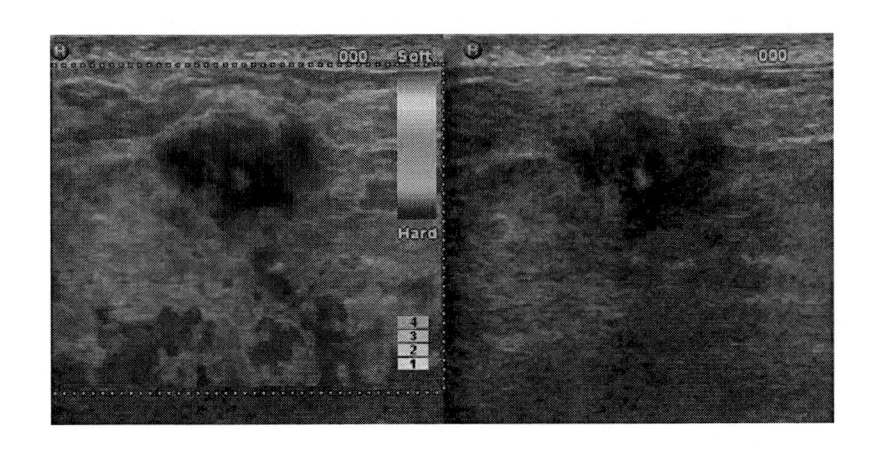

(a)

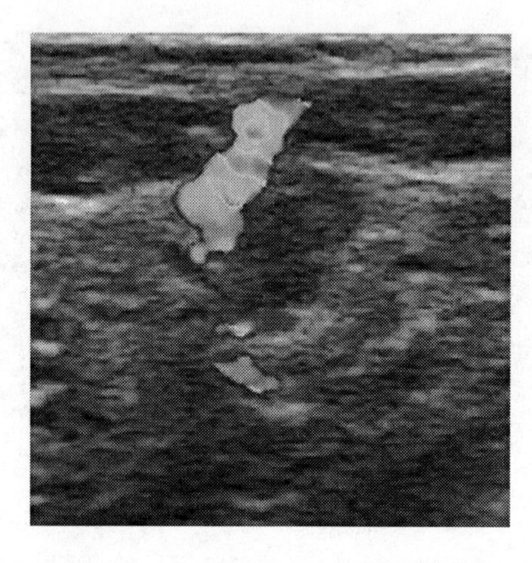

(b)

圖 8　彩色超音波圖：(a)彈性超音波；(b)都卜勒超音波

最後一項影像檢查工具則為圖 9 的核磁共振成像(MRI)[24]，核磁共振是利用在巨大磁場下氫分子的角位變化來呈現出結構影像，由於人體內部有許多含有氫的水分子，因此可以提供全面性且無輻射的三維影像，但是因為磁場的關係，所以體內不能有金屬植入物否則無法進行核磁共振檢查，再者機器昂貴所以並非所有醫療院所皆有此設備健保也沒有給付需要自費，核磁共振在乳癌的良惡性診斷上有很高的敏感性，在經過顯影的過程後，多數不正常組織因為血管顯影而呈現高亮度，但有時敏感度太高，因此還需要以亮度的持續性及衰減情況進一步進行判斷，這也是為什麼會位於最後一項檢查的原因，近期還有一種類似乳房攝影的成像儀器 Tomography 它等於是一種如同電腦斷層一般的三維乳房攝影，藉以彌補傳統二維的不足，目前普及度不高，可以視為是一種選項。

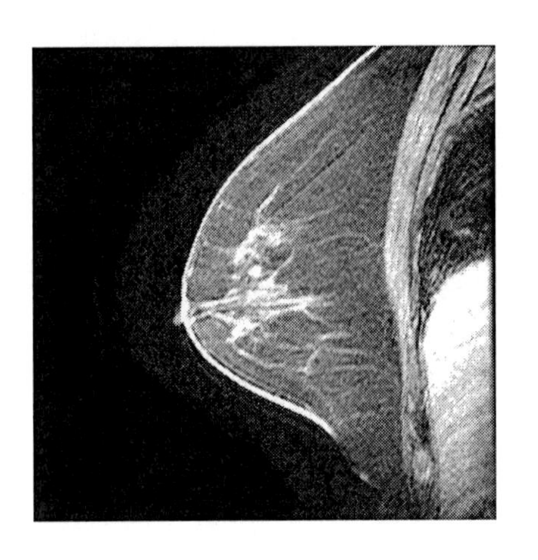

圖 9　核磁共振成像

各個階段的影像檢查皆有其不同腫瘤特徵的呈現，如何適當的評估與結合各種影像特徵來達到一個客觀且量化的診斷，是一個相當有挑戰性的議題，也因此人工智慧可以進行統計式的特徵結合模型，給予臨床醫師一個客觀的診斷建議，另外為求早期發現早期治療，醫學影像的另一個使命就是篩檢，以乳癌的標準化影像篩檢來說也是乳房攝影，國人在45歲以上的女性可免費做乳房攝影檢查，若有家族病史更可以提早到40歲，有時候在路上會看到的乳房攝影巡迴車，就是提供不方便去醫院做檢查的女性可以就近進行篩檢。

東方女性較需要額外做的超音波篩檢，目前還不是標準篩檢影像檢查，若要進行超音波篩檢，需以同心圓方式從乳頭放射狀對外掃描，並且在觀察到可疑之處時，可以旋轉探頭的角度進行多角度的成像，近期已有奇異電器與西門子推出全自動乳房超音波(Automated Breast Ultrasound, ABUS)[25-27]，將探頭加長後，以類似電腦斷層的掃描方式自動進行乳房區域的掃描，如此便可以減少人為的介入，然而探頭大小與接觸角度的侷限，經常需要掃不同的方位後，後製為三維結構進行觀察(圖 10)，三維的資訊帶來更多的確切性與資訊呈現，然而不同方位下掃描起來的組織如何對應也是一個挑戰，在這個議題克服後，未來會是乳癌篩檢與組織定位重現性高的最適當影像檢查。

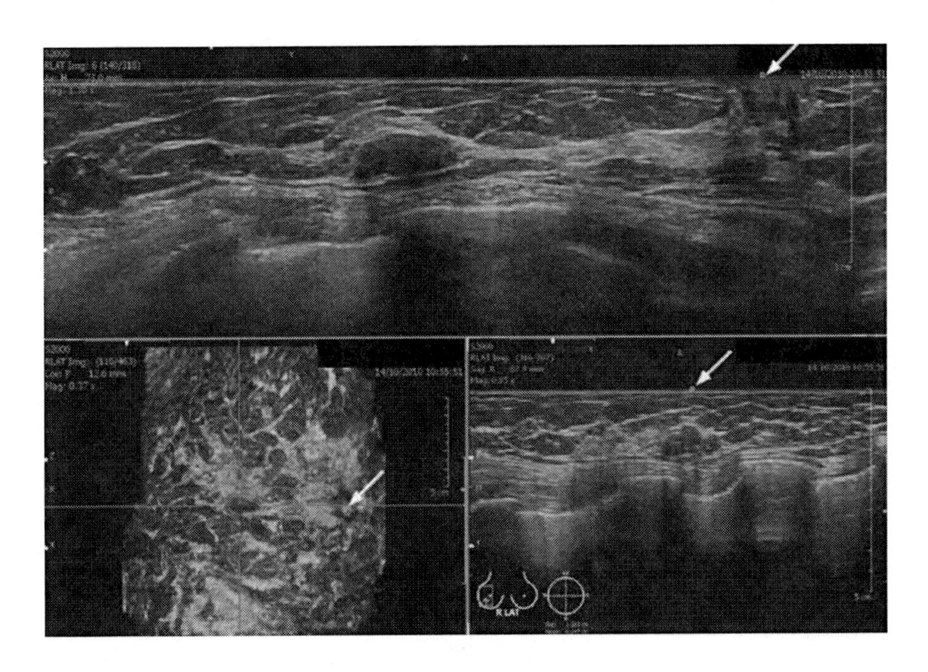

圖 10　全自動乳房超音波

先前有提到家族病史是罹患乳癌的風險因子，事實上除了親人有實際罹患乳癌之外，也代表著可能有乳癌基因：BRCA1／BRCA2 的顯性，現今高度工業化社會所帶來的不婚不生或晚生同樣會造成女性荷爾蒙異常，先前提到的乳房緻密度以乳房影像報告暨資料分析系統(Breast Imaging Reporting and Data System，BI-RADS)分為四級，也是未來可能罹患乳癌需要考慮的風險因子之一，影像篩檢造成的龐大影像量不亞於去醫院的病患檢查，原本醫師只要檢查到醫院看診的病患，現在連健康人的影像他們都需要去檢視，難以承受的負荷量勢必會帶來品質的降低，也因此以人工智慧進行預先篩檢將可疑的病例優先給醫師檢查會是一個最理想的解決方案。

3. 病理科

由上述的乳房外科延續過來介紹病理科，在放射影像無法確診或有很高機率為惡性的情況下便會進行切片，切片有分粗切及細切，差別就在於針的管徑，細切的管徑較小造成的傷口亦較小，然而取出的組織量有可能不足夠，尤其是當腫瘤呈現異質性分布的時候，並不一定能夠取到具代表性的組織，也因此反應出影像的另一個優點是可以基於整體腫瘤的外觀進行評估，粗切可以取得更大部分的組織，準確率可高達 95%以上，切完的組織診斷是基於病理科醫師在顯微鏡下的細胞觀察，有些情況會放大到 400 倍，由細胞核與細胞質的型態作為診斷依據，有時候病灶組織並不大或不容易定位，這時亦需要以超音波導引提供即時影像方便確認切片位置。

一般顯微鏡下的影像診斷是由病理科醫師觀察玻片上的細胞，若要留存診斷證明時，通常是僅擷取特定感興趣的視野，另一種則為全玻片數位化(whole slide digitization)，特定的視野擷取是由顯微鏡上的相機拍攝，對焦清楚、均勻受光，可明確記錄診斷特徵，缺點則為難以重製，因為整張玻片的大小有數十億畫素，重新找出該區域難度非常高，若是以數位化影像系統瀏覽與紀錄，則只需記錄下座標即可。

顯微鏡下的組織觀察是基於可見光，所以也是彩色分布，除此之外，很多病理觀察是要看蛋白質的反應，也會有染色的過程(圖 11)，數位病理最大的挑戰在於當玻片放大到 400 倍之後，掃描儀器只能針對小區域對焦與成像，所以一張玻片約需掃描上千次的局部區域後重組回一張的大小，影像檔案都要 1GB 以上，不管是掃描時間、掃描品質確認的處理時間都很長，最後還需要有夠大的儲存空間放置，另外，一臺足以診斷用的掃描儀器約需七百萬，這些都是相當大的投資，但是如此做可以標準化影像，並且無需擔心玻片上的染色會退色或混損，而造成失去樣本的窘境，數位病理是大數據時代接下來熱門的數位化標的，尤其是在人工智慧醫學診斷的推波助瀾下，數位病理掃描器、數位病理影像庫及瀏覽平臺都如雨後春筍般冒出。

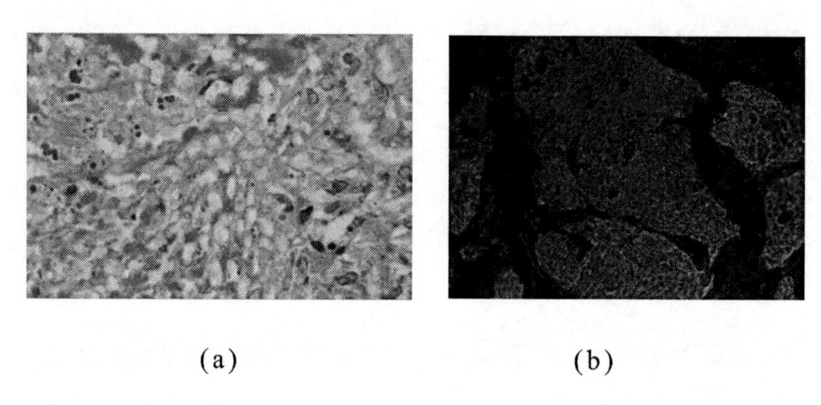

(a) (b)

圖 11　病理染色圖：(a)結核菌(紫色條狀物)；(b)蛋白質(綠色)與血液(紅色)

4. 皮膚科

皮膚科與病理科類似，同樣是在可見光下去觀察細胞，只是皮膚科大部分僅止於表層，解析度也沒有顯微鏡這麼高，若是病灶特徵微小，則同樣是需要將組織取下置於顯微鏡下觀察，因此有些皮膚科醫師也有病理科的訓練，同樣為可見光影像的呈現是彩色的，判斷的特徵與放射科觀察腫瘤類似，例如黑色素瘤的診斷特徵為 ABCDE：Asymmetry(不對稱)、Border irregularities (邊緣不規則)、Color heterogeneity (顏色不均勻)、Diameter ＞6mm (直徑較大)、Evolution of color／size (顏色與大小改變)，固定的術語不但好記也有助標準化，有些疾病的範圍較大，例如癬的分布，這時成像方式若只是以相機拍攝將會有很大的標準化問題，因為難以涵蓋全身區域(圖 12)，拍攝亦非常耗時，事後要對應每張影像彼此之間的關聯性亦不是件簡單的事，最好的方式是採用類似更衣間的封閉式全方向自動拍照與合成系統，封閉式讓病患在衣不蔽體的情況下可以安心，全方向要達到無死角的影像拍攝，另外就是合成不同方向的影像後能夠自動判別病灶所占面積，並進而推估包括紅腫程度、粗糙程度與範圍程度各五級的診斷描述來區分嚴重等級。

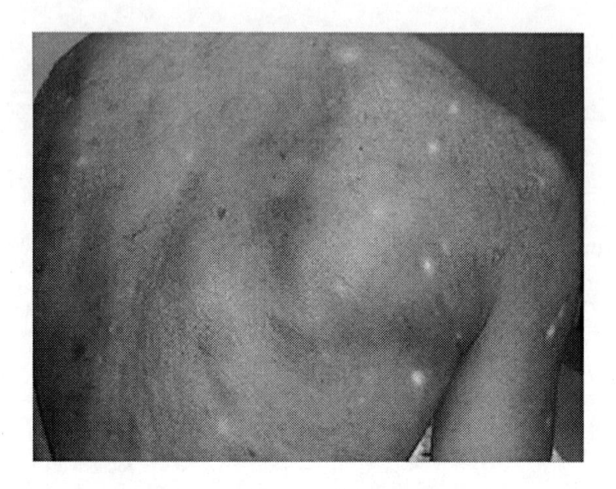

圖 12　部分皮膚區域攝像

5. 眼科

眼科的檢查主要是以眼底鏡(Ophthalmoscope)觀看視網膜與視神經盤是否有異常，若是要觀察到多切面的結構時會使用光學電腦斷層(Optical coherence tomography, OCT)，利用光學訊號的處理並不會有如同一般電腦斷層的輻射，但同樣可以得到不同深度組織層的資訊，適合用於淺層的深度組織成像，例如視網膜與皮膚，目前因高齡化所需要關心的眼疾主要是糖尿病視網膜病變與黃斑部病變，眼科的診斷相當方便與快速，醫師在利用儀器檢查眼睛時即可隨手拍下一張眼底鏡影像，部分病灶需打顯影劑方能更清楚辨別，眼睛的特殊之處在於它是人體唯一不需要侵入式就可以觀察到血管的器官，有許多的預測研究都建立在觀察視網膜中動脈與靜脈血管的管徑比例，隨著年齡增長或過度使用螢幕，視網膜的退化是無可避免的，也因此檢查量相當龐大，以人工智慧模型進行預篩是非常合理的應用，Google 在 2016 年就曾經利用深度學習訓練 128,175 張影像來區分糖尿病視網膜病變，得到超過 90%準確率並發表在美國醫學會雜誌(JAMA, impact factor：47)[13]，眼科診斷中對於病灶的標準化描述依然缺乏，很多甚至只有國際疾病分類標準碼(The International Statistical Classification of Diseases and Related Health Problems, ICD code)，是否有需要多增加一些描述甚至是結構化描述是值得商榷的議題。

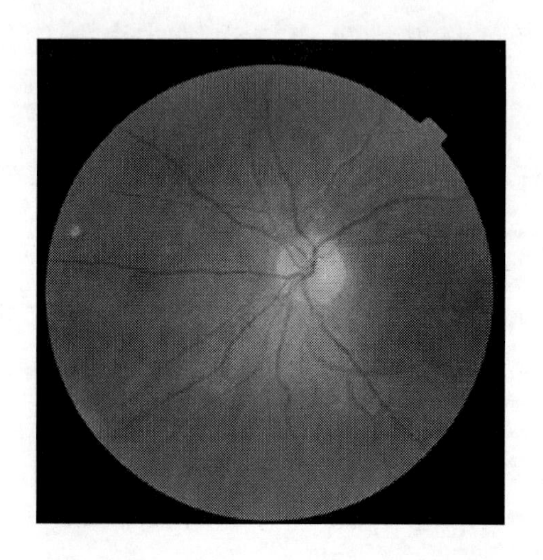

圖 13　視網膜眼底鏡影像

(二) 檔案特性

茲將主要臨床診斷議題所使用之影像檔案特性描述於下，並分析其對於人工智慧所需要的數據關聯性和可用性。

1. 影像解析度 / 容量

傳統的成像是使用底片偵測完 X 光光子後紀錄影像資訊，近期以光子訊號直接轉換為數位影像(digital radiography, DR)在使用上較為方便，也具備更好的解析度，數位影像在成像儀器掃描產出後，透過與網路的連接傳輸至儲存系統中，就如同一般數位檔案般存在，數位影像的解析度大小依成像方式與照射部位而有所不同，例如利用同位素放射的核醫影像可低至 64×64 像素，而乳房攝影影像則可高達 5000×4000 像素(表 2)。

表 2 常見的放射影像種類和其對應的影像大小與儲存容量

種類	影像大小(像素)	儲存容量(MB)
X 光	5,000,000	29
電腦斷層	262,144	250
核磁共振	65,536	63
超音波	262,144	25
乳房攝影	20,000,000	153
核醫	16,384	1
病理	>1,000,000,000	>1024

不同儀器掃描出來的影像大小端看掃描部位的不同以及所需的精細程度，而每個像素還會有深度(pixel depth)的差異，也就是單一個點的變化階數有多少，例如 12 bits = 2 的 12 次方，可以有 4096 種

值的呈現，在電腦斷層掃描時，除了可能每 5mm 就產生一張切面圖之外，每張圖上的像素值必須要能呈現出組織間的差異，例如空氣是-1000 Hounsfield units (HU)，而水是 0 HU，身體組織為 50~>1000 HU，所以需要 12 bits 以上，加總計算後產生如上表所示的 250 MB，由於數位影像的彈性很大，若是要以更多階數呈現更細微的差異也是可以辦到的，因此未來的影像大小有上升的趨勢。

現今的人工智慧技術以深度學習為主流，深度學習是一種機器學習，也就是提供巨量資料後，由統計的方式讓電腦自動找出有效特徵組合，在這種訓練模型的方式下，需要巨量資料集還有強大的計算能力，輸入影像的解析度目前還不是非常重要，然而以電腦斷層為例，單一病例達到數百張切面影像，以千個病例來說就有數十萬張影像，龐大的資訊量可以讓診斷更有依據，相對應的計算能力也是做為醫療器材要去克服的，目前有一些方式是利用雲端計算，將影像上傳雲端後由超級電腦算出答案再回傳，但是以醫學影像來說資料的保護是否允許傳出到醫院外部也是一個考量。

2. 影像格式／壓縮／維度與結構

三維影像的數位化電腦斷層影像能夠呈現實際人體結構的三維資料，讓醫學影像處理的研究日漸普及，但是每家廠商都有自己定義的影像資料格式，若要讀取影像時需要切換不同家的讀圖軟體是相當沒有效率的，也因此美國放射學會和美國電器製造商協會制定出醫療數位影像傳輸協定(DICOM)做為儲存與傳輸的統一格式。

醫學影像為了同時呈現更多的診斷資訊，經常是以多維且高解析度的方式存在，這同時也帶來了更大的儲存容量與網路頻寬需求，因此，如何使用壓縮的方法降低儲存量需求和提升影像傳輸的效率也是同時要考慮的議題，影像傳輸的效率會影響到顯示的時間，若放射科醫師打報告時，未能及時觀察到連續影像的呈現，不只效率上大打折扣，也會影響診斷品質，壓縮主要有分為無失真壓縮(Lossless compression)與失真壓縮(Lossy compression)，無失真壓縮能夠以某種編碼方式有效率地記錄影像內容，因此節省了資料量空間，而壓縮後的檔案不只比較小，也可以解壓縮回跟原本完全一樣的內容，失真壓縮則只能產生相似於原本影像內容的副本，失真程度端看保真度和壓縮比例，一般來說，失真壓縮可以得到幾十倍的效果，以醫學來說，若診斷資訊因此而失去，則壓縮比再大都沒有意義，幸好硬碟儲存的單位成本下降的很快，某些科別例如心臟科、病理科，因為所採用的影像特徵具備高度的一致性，較能容許在維持特徵的情況下進行簡單的規範，眼科以類似相機的儀器拍攝眼底圖，其特徵與解析度高，因此較常使用失真壓縮的 JPEG 檔。

人體原本的結構為三維，先前提到的二維乳房攝影是利用投影將體積疊合成面積呈現，同樣地，超音波影像也是收集在音波傳遞的路線上碰到不同組織時的回音建構回二維影像呈現，一般的都卜勒與彈性超音波也大都是以二維呈現，三維的醫學影像是例如以電腦斷層和核磁共振掃描所提供的連續二維切面影像，即使並非真正地一次就獲得體積呈現，而是由掃描時隨著時間進行逐步掃描而產生的一系列二維影像，但掃描後可利用機器重組為由三個切面方位： 軸向面 axial／矢狀面 sagittal／冠狀面 coronal view 觀察的三維體積，三維的影像若隨著時間而變化則可以稱為四維，也就是加入了時間的維度，比如說觀察心臟的跳動，這樣的資料呈現了相當多的數據，在視覺化觀察時經常要使用電腦圖學的繪圖方式才能達到完整性觀察，三維以上的影像檔案形式如同其成像過程一樣是以一個檔案對應一個切面，所以一次掃描會產生出數百個檔案，有時候在管理上較為複雜，因此也可以使用相對應的工具，將多個檔案組合為一個三維檔案進行後續儲存或處理。

除了維度的差異還有色彩的差異，例如都卜勒與彈性超音波是用疊合的方式將額外的資訊加入原有的二維灰階超音波，可以說是將兩個二維影像疊加在一起，但以色彩作為區別，而為了保留灰階的結構資訊，色彩是以半透明的方式融入，方便觀察者同時得到灰階的結構資訊(組織的位置與分界)與彩色的功能資訊(血管密度或軟硬程度)，加入色彩勢必會讓檔案資訊量增加，也帶來了儲存容量的需求，因此若填加的色彩資訊單純，其實只要能夠表示幾種顏色差異即可，不需要用到全彩，這時使用一個色彩對應表就能達到目的，可相當程度的減少檔案大小，例如核醫影像本身解析度不高，主要是以色彩觀察葡萄糖代謝，就屬於這種情形(圖 14)。

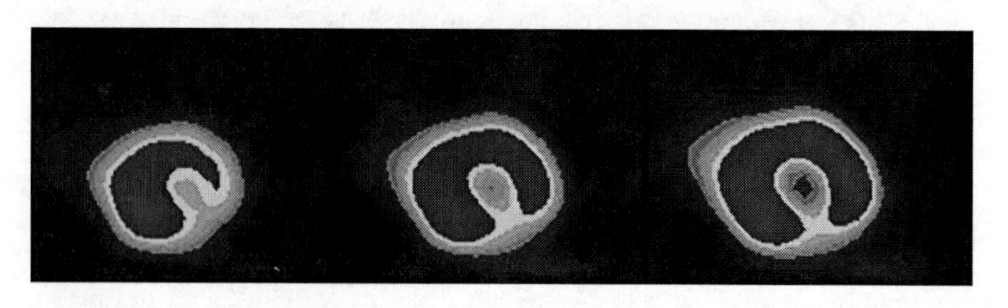

圖 14　核醫影像

3. 影像顯示與存取

影像檔案的產生與呈現還有脣齒相依的關係，放射科醫師在觀察影像時需要以專業的顯示器進行閱片，若尚有細微的灰階值不容易察覺，則需在影像掃描時就調整為較高的亮度或對比，或者利用影像處理的方式完成後製，對於越來越多以色彩呈現的診斷資訊來說，影像呈現在彩色顯示器也是如此，因此，雖然平板與手機已經越來越廣泛地被一般消費者使用，在美國食品藥物管理局(Food and Drug Administration, FDA)審查醫療器材時有特別針對非桌上型電腦的移動式裝置額外訂出規範，就是要避免因螢幕或計算能力較差的設備會帶來影響診斷的結果。

過去影像是以底片的方式存在，在院與院之間的交換或病患申請影像時是透過實際的底片傳遞或複製，不管是底片的儲存需要特定場域，複製的成本也高，在傳遞時也會有遺失或毀損的風險，數位影像的問世則解決了很多問題，保存數位資料很簡單，還可以定時做備份，檢索出數位資料後複製於光碟或隨身碟就可以提供給病患，醫學影像以標準的 DICOM 格式儲存，因此在病患的 ID 與檢查序號等都有系統化的架構，只是 DICOM 並非一般電腦內預設可讀取的格式，因此還需要附瀏覽影像的軟體，並教導如何安裝與操作，至此，還有資料完整性的議題——其他病患的資料亦可能誤載入於光碟之中，造成法律上的風險。

由於放射影像資料量有越來越龐大的趨勢，不管是遠距的獨立醫學影像診斷中心或是指派不同院區的醫師來閱片，都有進行遠距存取的需求，甚至有半夜發生緊急情況時可將影像傳送至醫師家中，省時省力，但若是遠距到跨越不同法制的州或國家時，就會有是否有執照許可的議題(在為了訓練人工智慧而建立標準答案的初期，可能會有委由較便宜人力國家的醫師進行標記的需求，這一點只能以遠距存取做為解決方案，但由於不會牽涉到臨床診斷，而只是用以往的案例進行教學的概念，較無執照顧慮)。

醫院的網路存取限制嚴格，在一般的病歷資料傳輸之外，幾乎是不能連到外面的網路，若是有研究或特殊需求則可以申請使用虛擬專用網路（Virtual Private Network, VPN），若是提供給個案的病患，則如之前提及健保署在2018年已建置了雲端醫療影像資訊分享平臺，鼓勵醫院做完CT及MRI檢查後，將影像及報告上傳至該平臺，方便民眾到其他醫院尋求第二醫療意見或後續照護時，不需花費200元到600元的燒錄影像光碟費用，可透過雲端系統進行調閱。

4. 影像檔案使用規範

臨床的資料非常珍貴，也因此不只取得不易，醫院也有責任要妥善保存或加以利用，臺灣目前為了避免醫療資源浪費，輕症在基層診所只需 50-100 掛號費，加上 50 元部分負擔就能完成診斷治療，單純的病情其實不需要到醫學中心花費 100 元掛號費與 420 元的部分負擔，若經由基層診所做完鑑別診斷後，因為病情需要轉診至醫學中心，則部分負擔可降低至 170 元，也因此數家醫學中心每年的收支結餘可以達到數十億，對於醫院經營來說，成為醫學中心比區域醫院顯然有更多收益可以做更多事，然而醫學中心有相當一部分是服務性質，要成為醫學中心與它的責任環環相扣，其中一個重點就是進行醫學研究並發表論文，醫學是個既傳統又先進的行業，傳統的是人都會生病，大部分人在醫院出生也在醫院過世，醫院的角色伴隨著人們的一生，先進的部分在於醫學的複雜，以至於我們需要將門診劃分為十餘個科別，並採用日新月異的治療方式與醫療器材，以帶給不同族群的人們最好的醫療管理，例如可以使用微創手術時，可能就不會採用傳統開刀方式。

因為複雜又日新月異所以有許多的研究題材與

需求，然而病患的隱私和安全同樣重要，因此醫事人員可以填寫使用病患資料或人體試驗的計畫書申請醫學倫理委員會同意後取得資料，計劃書主持人和參與人員需取得一定的醫學倫理學分數並繳交報告，也需要將資料去連結化，使資料無法連接回去而知道病患為何者，資料本身的內容也要將能辨識病患的部分移除，例如長相，該試驗若為已儲存於醫院的病歷或影像，屬於回溯性研究，通常可以簡易審查，該試驗若為一般診斷時的常規檢查，則比較不需要病患同意書，反之，若非常規或屬於侵入式，或對病人有健康上的疑慮就會嚴格審查，許多期刊雜誌都要求作者需通過委員會審查，而做為驗證醫療器材的安全性及有效性所需進行的臨床實驗更要積極審查。

5. 影像標註

人工智慧的風行事實上高度仰賴於以統計為基礎的深度學習，在需要經過長期專業訓練才能進行影像判讀的放射科醫師必需將其專業知識整理後做為訓練資料，才能讓機器自動學習，也就是建立該領域的標準答案，建立最終的知識建立與管理，以影像而言就是進行標註：解譯並加入文字描述，對此本人曾撰寫符合美國食品藥物管理局(Food and Drug Administration,FDA)的電腦輔助偵測器材文件，建立標準標記項目的建議如下：

(1)臨床實驗設計

電腦輔助系統用於解譯的時間點(醫師一邊閱片一邊使用器材或利用器材進行第二次閱片)、標記的大小、標記的形狀、使用者對於標記的種類是否有認知、標記的數量。

閱片者資格和經驗、閱片者受訓練的描述、統計分析、定義標準答案、如何評分、支持此設計的先前研究結果、有效估計依實驗設計產生的臨床成效、案例分佈是否有代表性、實驗設計應避免困擾於不知是否是電腦輔助系統帶來的效果、樣本數足夠證明成效、標準答案的認定適合結果分析、樣本代表性、閱片者能代表未來的使用者族群、已選定的影像硬體與目前臨床使用一致。

(2)評估基準點

以 FROC curve 呈現成效時，是以整體或部分區域認定、描述統計方法與結果：所有閱片成效、分層描述腫瘤類型／大小／位置、掃描協定、成像硬體、信賴區間、閱片變動性、案例變動性、標準答案變動性、電腦輔助系統的 TP,TN,FP,FN 標記和適用性，標準答案特性要一致。

(3)打分數的級距

應使用傳統醫學解譯於腫瘤位置／大小和病人管理、建議訓練閱片者使用打分數的級距(比如 1-5 分)。

(4)打分數

描述以推論／定義／條件來決定閱片者的解譯和標準答案的符合程度、是否為自動計算、是否是依比較標記中心距離做為準確率計算。

(5)收案族群範圍

提供如何收集資料的協定，包含和排除的條件、訓練資料集和測試資料集分開、連續性的收集以符合包含條件及不符合排除條件的案例、可以有腫瘤或有一些特徵的案例來豐富群體，尤其對醫師有挑戰性的、需參考未來會使用的案例分佈及正常／不正常的範圍(壓力測試)、病人年齡、種族、特性、和電腦輔助系統有關的病歷、病人狀態和跡象、機器掃描的視野、有無顯影、機器廠商及型號、如何得出影像、收集的醫學中心、有處理過資料的地點、有／無腫瘤的案例數、決定腫瘤位置及大小的方法、分層次描述腫瘤類型／大小／位置／掃描協定／成像硬體、比較病人的臨床／成像／病理特徵以便適用於未來的目標族群。

(6)影像品質

一般在評估影像品質會考慮到解析度大小，或能夠表現的資訊多不多，當然解析度越高越好，資訊量越多越好，若是病患是經歷電腦斷層或核磁共振等需要維持固定姿勢的掃描時，有可能會因為躁動而使成像不完整，在拍攝超音波時需要使用膠做為音波與皮膚之間的媒介，否則音波無法穿越空氣而成像失敗，而在病理的全玻片數位化上，因為掃描儀器只能針對小區域對焦與成像，所以一張玻片約需掃描上千次的局部區域後重組，這時有可能某些區域會有失焦的情形需要重掃，其他諸如顯影劑是否劑量足夠能夠完成診斷目的的品質等等。

進一步去考慮品質，則是在以人工智慧訓練集的角度來看時，資料必需包括足夠的多樣性，包括不同廠牌、不同型號、不同掃描參數、不同院區、不同病患族群等等差異情況皆要有所涵蓋，方能全面性的建立適用模型，或者以篩檢為使用情況的偵測系統而言，其目的是要找出微小的病灶，這時所收集的病例可以選擇直徑特別小的資料集，也因此若是要描述病灶特徵，則各種形狀的組織結構皆應收集，資料的量也是訓練人工智慧模型的重點，目前來說上百個病例只是基本的數目，諸如前面所提的糖尿病視網膜病變或黑色素瘤診斷皆有十幾萬的樣本做為訓練集，不止提供了多樣性也提高了可信度與未來應用的價值。

(7)影像報告

本節中的第一段是國內外影像報告系統使用情況，接著第二段說明理想中的報告型態以多媒體呈現將能提供更完整資訊，而進一步的結構化將會讓大數據收集更方便，也會更進一步促進人工智慧的發展，並在預測模型健全後讓結構化選項更自動，減少多餘的思考時間，而轉化為更有效率地確認預設選項正確性。

放射科資訊系統(radiological information system, RIS)，負責放射科中大部分的文本資訊，主要的核心功能包括影像檢查的紀錄與特定檢查的判讀，放射檢查需由系統將醫師的醫令排進行程——包括檢查時間、使用的影像儀器、病人的相關資料(由電子病歷系統 hospital information system, HIS 所提供)，若沒有獨立的電子病歷系統(獨立醫學影像診斷中心)，則需將相關功能整合進放射科資訊系統，放射科醫師在閱片後輸入影像解讀資訊時，同樣需要跨系統的資訊整合，也就是一邊是儲存影像的 PACS，一邊是輸入診斷資訊的報告內容，在人員充足的情況下由打字員輸入，在審核後簽核完成報告輸入，較先進的資訊技術則使用語音辨識將口述內容轉成文字檔，辨識的字詞需符合健康資訊交換第七層協定(Health Level Seven, HL7)的定義，資源匱乏時則只能由醫師自己輸入，還有一種情況是由住院醫師提供初步判讀後，由主治醫師確認最終版報告。

放射報告以文字內容方式存在有其方便性，但檢查的部位與疾病眾多，形式也應該更有彈性的變化，以提供更豐富的診斷資訊，例如將 PACS 裡的部分影像(Region of interest, ROI)擷取下來或建立標示、連結至文字內容成為多媒體報告系統，影片或音訊檔(例如心音)也可以提供更直接的診斷依據，另外就是量化的數據測量，不管是後面的閱片者要重新找到原本報告內描述的病灶位置，或是要持續追蹤某個區域的病灶變化，都十分仰賴座標的紀錄、測量的範圍，單純以文字描述達到這個目的會存在很模糊的空間，同樣地，關於描述的部分最好都能定義術語，像是 RadLex，不只是標準化更可以進行溝通、檢索、也容易快速了解病況，以收集數據來說更容易先進行編碼再直接統計，免去猜測醫師可能會用什麼樣的語句描述某種病灶。

上述所言的情境皆為語句的輸入，然而語句的用詞可能不精確，描述項目也可能有所遺漏，因此有許多研究提倡結構化報告，也就是以選取表格和下拉式選單、或用巨集(macros)產生已定義好的詞組，在這種情況下產生的報告內容因為使用固定數量的描述項目與知道的數值範圍，因此，不但可以做為溝通的工具，也可以避免遺漏應該描述的項目或避免輸入錯誤，更能在事後編碼進行統計分析，實際應用的難度在於每種影像或疾病有不同的描述項目，若要進行標準化需各別定義、建立共識，再者，醫師已有自己的輸入習慣，變更為結構化報告需要一段學習曲線，以下列出美國放射學會定義描述乳房腫瘤時，在不同影像下應該要觀察與描述的項目有哪些： 乳房影像報告暨資料分析系統 (Breast Imaging Reporting and Data System，BI-RADS), https：//www.acr.org/-/media/ACR/Files/RADS/BI-RADS/BIRADS-Reference-Card.pdf，下圖以乳房超音波為例。

ULTRASOUND	
Tissue composition	a. Homogeneous background echotexture – fat b. Homogeneous background echotexture – fibroglandular c. Heterogeneous background echotexture

Masses	Shape	Oval
		Round
		Irregular
	Orientation	Parallel
		Not parallel
	Margin	Circumscnibed
		Not circumscribed -Indistinct - Angular - Microlobulated - Spiculated
	Echo pattern	Anechoic
		Hyperechoic
		Complex cystic and solid
		Hypoechoic
		Isoechoic

		Heterogeneous
	Posterior features	No posterior features
		Enhancement
		Shadowing
		Combined pattern
Calcifications	Calcifications in a mass	
	Calcifications outside of a mass	
	Intraductal calcifications	
Associated features	Architectural distortion	
	Duct changes	
	Skin changes	Skin thickening
		Skin retraction
	Edema	
	Vascularity	Absent
		Internal vascularity
		Vessels in rim

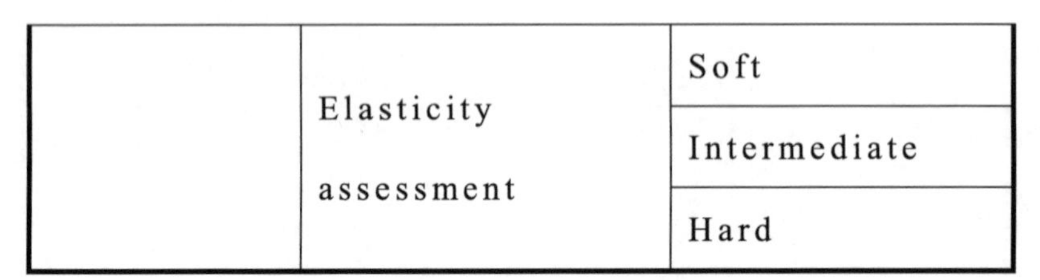

	Elasticity assessment	Soft
		Intermediate
		Hard

圖 15　乳房超音波的分類描述標準

(三) 結論建議

2017 年健保署統計的檢驗申報費用前 3 名為：電腦斷層 103.8 億元、超音波 86.5 億元、核磁共振 62.25 億元，影像檢查費用不但佔據健保前三名，後續的影像判讀更是繁重且繁瑣的工作，常年的人口老化只會造成醫療需求更急速增加，近年以深度學習為基礎的人工智慧決策模型蓬勃發展，已被廣泛應用到各種領域中，醫療影像的資料分析已是目前極具發展潛力與效益的應用，然而，醫療影像涉及難以言喻的影像分析與臨床判讀專業性，因此不但需要龐大的影像資料集，還需要專家的標註與描述，結合原本的影像內容成為數位化的整合性知識，本文中舉出了與影像診斷最有關係的數個臨床科別做為代表，介紹影像檔案在診斷上的重要性，並且詳細說明了包括影像本身還有其相關連的影像系統、影像報告，以及做為人工智慧訓練資料集時所需要了解的質與量。

本文是國內首篇結合醫學需求、影像分析、資料科學、與人工智慧的整合性分析，此篇研究的限制在於並未針對所有科別與疾病進行了解與描述，除了因為臨床影像應用難以窮舉之外，目前仍有待與影像相關的科別如何接受人工智慧的臨床使用後，才能進一步去呈現未來更整體性的變革進展，是否能夠早日通過醫療器材驗證，在市場推出則是另一個實際的議題，國內外雖然已有許多論文發表指出，人工智慧在醫學影像診斷上的高度準確率，甚至美國也已核准相關器材，然而以國內而言，雖然醫院有數量足夠的醫學影像，但都未加整理，為了要建立一體適用的診斷模型，必須將品質好的影像資料整理出來做為標準，同樣地，臨床事務繁忙的醫師較難抽出時間進行標註，臺灣科技部已為此招集醫療團隊建立醫療影像巨量資料庫，供未來研究使用，並針對特定疾病發展利基型之醫療影像自動分析、判讀技術，發展臺灣在人工智慧醫學領域的全面性產學研共通平臺，從疾病特徵的描述性分析(Descriptive Analytics)逐步推向疾病診斷的預測性分析(Predictive Analytics)，再到疾病治療的處方性分析(Prescriptive Analytics)，強化醫療影像分析的能力，帶動醫療診斷與服務品質的加速提升。

三、智慧分類與人機互動

近年來癌症發生率越來越高，在門診數量大幅增加的同時，包括 CT、MRI、US 影像檢查也占了很高的比例，甚至會在短時間內重複做影像檢查，傳統的電腦輔助診斷(computer-aided diagnosis)藉由影像處理與機器學習分類器已經建立了許多相關輔助性醫療器材，在協助醫師處理大量病例時可以維持高準確率，現在在深度學習的發展下，以卷積神經網路(CNN)為架構的電腦輔助診斷更利用統計資訊達到了高度自動化與前所未有的高準確率，而且這樣的準確率是建立在龐大的影像病例下，更具說服力，其應用範疇也跳脫放射科而在其他科別，例如眼科和皮膚科也達到，本文在描述完電腦輔助診斷發展過程後，也將未來施行於實際臨床時會面臨的挑展與改變做一個陳述與建議，供相關人士在研究或施行時的參考。

龐大的影像檢查量不只造成健保支出的負擔，相關醫事人員例如放射師與放射科醫師皆會疲於奔命，同時也凸顯出將人工智慧應用於協助影像診斷的需求性，從樂觀的角度視之，過去這些龐大的影像檔案包括有不同廠商的儀器型號與不同醫師設定的掃描參數，也提供了足夠的大數據給深度學習為基礎的卷積神經網路作為訓練資料集。

除此之外，舉凡影像的獲取、儲存、傳輸、判讀，皆因為龐大的資料量與需要診斷資訊而做的影像處理過程而迫切地要數位化及系統化，以協助完成每日臨床工作量，目前數位檔案已逐漸普及，還有高速網路的平價化使得越來越多的影像判讀是利用遠端人員來完成，像是一家醫院分布在不同地區的分院，或是遠距的獨立醫學影像診斷中心等等，都是將影像獲取與影像判讀有效地被分開。接著利用卷積神經網路所建立出的電腦輔助診斷系統，將能有效地提高準確率與減少失誤率。

(一)輔助診斷模型

接下來將介紹傳統電腦輔助診斷系統與現今的卷積神經網路模型以及臨床上診斷用影像的形式，以確保未來有足夠與品質好的影像檔案，電腦輔助診斷系統主要可分為 diagnosis 或 detection，最初用於放射科中協助放射科醫師進行疾病診斷，歸屬於放射科的影像包括有 X-ray、CT、MRI、超音波，為了減少侵入式的開刀，以及觀察身體內部組織在解剖學上的相對位置與病變程度，越來越多影像檢查被使用在各個疾病或不同科別的篩檢、評估、診斷、治療或追蹤上，CADx 作為 clinical decision system 已經廣為使用，例如腫瘤的良惡性判斷，惡性型態的分類，甚至於是移轉或復發與預後等等，臨床上比較特別的 decision making 則是 CADe：偵測系統，之所以特別強調 CADe 是由於其重要性與難度，舉例來說，目前癌症仍然是相當難以完全治癒的疾病，由於其病情發展相當迅速，比較有效的預防或治療方式便是利用影像篩檢進行早期發現，以肺癌適用的 low-dose CT 來說，要從數百張 slices

中找到剛生長出的癌細胞並不容易,而且篩檢族群裡面大部分都是健康的人,並無疼痛或腫大等資訊可供參考,若能由 CADe 先初步將可疑性進行排序,再交由放射科醫師由最可疑的病例確認起,將不至於因為篩檢病例眾多,影響到門診病患比較迫切的需求,不管是 CADx 或 CADe 也不只用在放射科,也應用在許多有使用到影像檢查的科別上,因為一個功能完整的電腦輔助診斷可帶來以下優點:

1. 第二閱片者

龐大的門診量帶來越來越多的影像檢查,忙碌之餘難免會有所疏忽,電腦輔助診斷做為第二個檢查者可協助確認診斷結果,也避免了後續的醫療糾紛,同樣地,醫師也難以安排足夠的時間將豐富的閱片經驗教導給資淺的醫師,將資深醫師的經驗量化為電腦輔助診斷模型後,可作為教學系統幫助解譯各種不同的影像案例。

2. 標準化 / 溝通媒介

人的判斷容易受到情感的影響因此難以維持一致性,實驗時經常會評估 intra-observer variability

and inter-observer variability 以確認穩定性，量化系統則沒有這樣的問題，不管執行多少次都會呈現一樣的數據，也因此可以協助人降低變動性，電腦輔助診斷甚至能成為一個標準化工具，讓不同醫師在描述案例時可以使用這樣的 metrics 達到溝通。

3. 高效率與低成本

最後則是所有軟體系統的優點，也就是高效率與低成本。

多維影像的解析度與資訊雖然有助於提供更多的診斷特徵，但有時候過多的資訊也會造成人類的負擔，藉由計算能力越來越強，同時價格也越來越便宜的電腦硬體，使電腦輔助診斷更具效益，除此之外，軟體系統也易於複製，透過網路進行功能更新也很方便。

就流程上來看電腦輔助診斷的步驟與臨床診斷相似，影像診斷是將影像中具鑑別診斷的 findings 找出後進行綜合評估，依可能性做出最適合的後續處理，在數位影像上的實踐就是影像處理中的 pattern recognition and image classification，第一步是影像前處理，用來強化影像的對比或去除雜訊，例如超音波影像中的 speckle，這個前處理只是暫時性的，為的是讓後續的影像切割能夠成功執行，例如將腫瘤區域這樣的 region of interest 能從背景組織中獨立出來，這個步驟有時候並不容易做好，很多是以設定 seed 的半自動方法，像是 region growing，level-set 或 snake，手動描繪則是另一種選項，接著是從腫瘤區域擷取出各種的影像特徵，這些特徵包括將臨床上鑑別診斷的 findings 進行解釋與量化，或者是人們無法輕易觀察到的小至 pixel-level 的數值分布關係，量化影像特徵的實踐包括有形狀特徵，亮度分布特徵，紋理特徵，最後則是透過機器學習的方法將各種特徵結合後建立出一個分類模型，logistic regression／artificial neural network／support vector machine 皆是有效的分類器。

(二) 深度學習

上述所提的分類器已經在電腦輔助診斷的研究或產品中扮演重要的腳色，以技術上來說，它們都是透過影像分析並採取了特徵擷取與合併的動作以產生模型，達到自動提供診斷建議的目的，符合廣義的 AI，細部來看，透過特徵值的統計分布資訊來區分類別的方法就是屬於 machine learning，而現在 state-of-art 的電腦輔助診斷已經開始採用 deep learning 的方式作為自動化模型生成的利器，deep learning 作為 machine learning 的一種技術，同樣基於資料所能提供的統計訊息，利用多層 convolution layers 的 deep convolutional neural network (DCNN) 更是能夠自動套用多種影像處理的 filter 將重要的影像特徵擷取出來，過去的電腦輔助診斷之所以有效是仰賴眾多醫師累積經驗觀察出的臨床 findings，再配合熟悉影像分析與量化 metric 的電腦科學家，進行長時間的溝通以將影像解譯成眾多的特徵數值，集合眾多專家並互相理解並不是件容易的事，解譯過程可能會遺漏或高度依賴已具有的知識範圍， DCNN 透過大量影像 data 所提供的診斷資訊，自動化地擷取並合併特徵，不只簡化了流程也提高了準確性，傳統電腦輔助診斷流程的前處理：影像切割，特徵擷取與分類的多階段過程，轉變成只需將影像收集並標記類別後輸入一個 DCNN 即可。

DCNN 並非就此成為所有人或所有領域皆能夠直接使用的工具,建立在統計資訊的 learning-based 的方法需要夠多的 data 才能推論出能分辨不同類別的特徵組合,同時大部分的 DCNN 是屬於 supervised learning,所以標記的品質也要夠好才能有高準確率,若是學習病理結果則較無人為介入,可確保一致性,若是學習人的主觀判斷,則需要被學習人一致的分類依據才能學習的好,標記好龐大的收集量之後就是利用多層的 convolutional neural network,有些網路會用到 100 層甚至 200 層,因此計算量需要有專用於平行影像處理的 GPU 執行才能有效率,而且 GPU 上的記憶體也要夠大才能容納龐大的影像量,串接 GPU 是一種解決方式或利用特殊架構以高速資料串流的方式使用系統記憶體,neural network 是透過各種排列組合找出最適合的模型,其推論原理比較難以解釋,在醫學上使用,可能會有簡單的病例被誤判的疑慮,所以 big data 除了要包含夠多的資料差異性之外,也需要把代表性高的資料集作為訓練資料集以實際應用至臨床。

由近來的文獻觀察到，以深度學習為基礎的電腦輔助診斷已經達到高的準確率並且直接地解譯了影像資訊，而不再需要多步驟的前處理與特徵定義，甚至在特定疾病的診斷上達到與人類醫師相當的準確率，然而只有達到技術上的成就尚不足以直接推廣至臨床，還有相對應的措施需要研擬與討論適用情況，以下列出幾項議題與對應。

有文獻提到美國食品藥品監督管理局（US Food and Drug Administration）指出，用於診斷用的醫療器材可以通過 5 種方式造成危害[55]：假陽性的增加而造成不必要的後續處理，假陰性的增加也就是無法正確診斷出疾病，被用在不適當的族群；被使用者錯誤使用；以及因故障而產生錯誤輸出。與其說這是缺點不如說是一種提醒，因為沒有完美的醫療器材就如同沒有完美的人或醫師，先前已經提到，電腦輔助診斷作為 second reader 在使用上才會最安全，當電腦輔助診斷故障時也會有醫師確認，FDA 也要求所有上市前的醫療器材需定義好明確的 indication for use 才能通過 approval，以減少誤用的情形。

已經有研究發現，AI會依據訓練資料集進行最佳化，導致對某些族群產生偏見，事實是若資料集夠全面與代表性，則顯示偏見早已存在在這個世界，這不是 AI 的問題，而且若某個族群的確比較有相關傾向也不需隱瞞，而是找出解決現實社會中偏見的方式，FDA已有要求揭露是哪些病人構成訓練資料與未來適用的族群。由另一個角度觀察這件事，醫療行為是極具區域性的社會活動，當人們生病時會傾向找就近的醫療院所尋求醫治，若訓練資料集無法涵蓋全世界的族群，那麼建立符合當地需求的客製化 AI 是需要的，例如美國上市的 AI 醫療器材以西方族群做訓練資料集，並不一定適用於亞洲的醫療院所。

人在做判斷時會有 intra 與 inter-observer variability，這個 issue 在標記時有可能會影響到 ground truth 的認定，也就是說 AI 是根據標記進行學習的，若標記的一致性不足則難以訓練出成功的模型，FDA 同樣在 guide of computer-assisted detection 提到：閱片者資格和經驗、閱片者受訓練的描述、統計分析、定義 ground truth、如何評分、能支持此設計的先前研究結果、有效估計依實驗設計產生的臨床成效、閱片者是否能代表未來的使用者族群、已選定的影像硬體與目前臨床使用一致。這邊提出另一個角度去說明分類的依據，若是難以區分出分類依據而無法達到夠高的一致性時，是否代表原先的分類需要重新定義，對於影像解譯來說特別是如此。另一個解釋是用來評估人員是否訓練不足或經驗不足，導致過大的變動性，這些或許都可以從 AI 學習的結果觀察出來。分類也許需要轉變為多層次的評估，例如 ACR 提出的 BI-RADS 乳房腫瘤惡性分級中，大部分的腫瘤評估是落於 category 3, 4, 5，但 category 4 還分為 4a, 4b, 4c。

以診斷腫瘤的良惡性來說，雖然最終目的是了解惡性程度，但僅僅藉由 AI 得到一個 malignant value 並不夠，反而會讓人依賴其結果也難以有警覺性的發現 AI 的誤判，若是讓 AI 如同醫師診斷流程，先自動描述腫瘤特徵為何及其嚴重性再給出綜合性的診斷建議，提供有脈絡的見解，讓醫師做最後診斷，如此一來不只不會降低醫師的專業甚至還能夠提升，在醫學上使用 AI，強調的應該不是方便性而是提升診斷準確性，AI 的另一個作用是發現人還無法觀察出的影像資訊，例如使用影像來預測基因，目前有些實驗提出能利用 AI 做出初步評估，這比醫療資源缺乏時沒有任何資訊來的好，如此觀之，工作機會不會因此減少，反而會有更多潛在的診斷資訊出現，需要更多人力與資源進行深入研究與探討。

若要能夠描述腫瘤特徵，在標記時就需要提供這樣的資訊，以回溯性研究來說，過去的放射科報告並非都是以結構化的形式存在，這存在著難以閱讀與溝通的困難，因為不同的人會用不同的風格進行病灶描述，未來結構化報告或多媒體報告將更加重要，這代表全面且完整性的評估，可讓醫師間有更一致的溝通，可做為 AI 描述特徵的訓練資料集，並反饋至臨床的自動產生描述性報告，減少寫報告的負擔，American College of Radiology 建議的 BI-RADS 特徵描述就相當完整，也有電腦輔助診斷是基於預測腫瘤特徵進行惡性評估。

四、數據探勘實例

(一)肩旋轉肌影像檔案與分類

肩旋轉肌疾病是肩痛的最常見原因（最多 70%）[28]，終生患病率也接近 70%[29]。據估計，肩部疼痛每年給美國醫療保健系統造成的經濟負擔為 70 億美元[30]，而實際生產力的嚴重損失通常是被低估的。肩旋轉肌疾病的機制被認為是一種漸進式的病理發展，以肩峰下夾擊為初始階段，肩旋轉肌撕裂為最終階段[31]。肩旋轉肌疾病包括肌腱病變、鈣化肌腱炎、撕裂、滑囊炎和滑囊反應[32]。在這些疾病中，肩旋轉肌撕裂是最嚴重的形式[33]，其發生率為 20.7%。患有肩旋轉肌撕裂的人可能會出現嚴重的肩部疼痛、前仰微弱、外展或外轉，這些都有可能會影響日常生活的作息。

肩旋轉肌疾病的準確診斷對於確定治療策略來說非常重要，尤其是將撕裂與其他類型的肌腱病區別開來[34, 35]。肩旋轉肌全層撕裂的存在會影響進行手術修復或置換的決定[36]。此外，術前計劃必須先測量肩旋轉肌撕裂的大小和位置。臨床上，由於體格檢查和臨床症狀可能不可靠，因此很需要進行影像檢查，例如肩部超音波檢查、X光照片、核磁共振成像（MRI）和核磁共振關節造影（MRA），以評估肩旋轉肌撕裂[37, 38]。而與其他成像方式相比之下，肩部超音波具有價格便宜，實時進行且操作方便的優點。然而，使用超音波的成功與否取決於操作員是否具有診斷肩旋轉肌撕裂的適當培訓和經驗。尤其在區分部分和全層撕裂與其他肌腱病上特別具挑戰性[39]。根據以前的文獻[40-46]，肩部超音波對撕裂檢測的診斷敏感性和特異性分別為46%-95%和50%-95%。變異性與操作者的經驗水準和肩旋轉肌撕裂的形式密切相關[47]。經驗豐富的肌肉骨骼放射科醫師或肩關節骨科醫師通過肩部超音波檢查診斷出肩旋轉肌撕裂的準確性比一般放射科醫師和超音波檢查師要高[47]。從這個觀點來看，不同專業或經驗水準的操作者在診斷肩旋轉肌撕裂時的差異是很大的，並且在部分厚度撕裂的診斷中表現出更高的變異性[48, 49]。若是可以導入定量和自動診斷流程將可以減少變動性所帶來的影響。

電腦輔助診斷系統可對病變類型和等級進行客觀與定量的評估[19, 22, 26, 50]。通過手動或半自動分割與定義病變區域後，可以擷取定量特徵並將其合併到人工智慧分類器中。通過廣泛的結合相關特徵後，將超音波影像中諸如回音性和紋理之類的特徵合起來進行模型的建立，並用於識別新病例[51]。先前的研究成果顯示，電腦輔助診斷系統的估計可用於減少觀察者的變異性[52]。藉由電腦輔助診斷系統可以在乳腺腫瘤的分化中獲得高度的判斷準確率。對於乳腺腫瘤診斷的特異性從 20%提高到 40%（p 值<0.01），κ 值從 0.09 提高到 0.53（p 值<0.001）。對於專用的乳腺成像，特異性從 34%增加到 43%（p 值= 0.16），κ 值從 0.21 增加到 0.61（p 值<0.001）。因此本章節介紹已被提出的一種基於定量強度和紋理特徵的電腦輔助撕裂分類

(computer-aided tear classification)系統，以便對肩部超音波檢查中的肩旋轉肌撕裂進行分類。電腦輔助撕裂分類系統的建立也有望為初級醫師提供一致且客觀的臨床檢查建議。

1. 患者和影像採集

倫理審查委員會已核准和允許免除此回溯性研究之知情同意。影像資料庫包含 93 位病人的 99 張肩部超音波影像，檢查期間為 2011 年一月至 2014 年二月。93 名個案中包括 43 位男性和 50 位女性，年齡分布於 31 歲至 89 歲之間，平均年齡為 57.5 歲。每一張影像都是由肩部外科醫師手動透過 ImageJ(Wayne Rasband 在 NIH 開發的醫學影像處理程式(http：//rsb.info.nih.gov/ij/)描繪出病變的輪廓。描繪輪廓的規則是沿著損傷部分圈出病變區域，同時避免圈選到正常肌腱的部分，圖 16 呈現的是已獲取的超音波影像以及病變圈選。

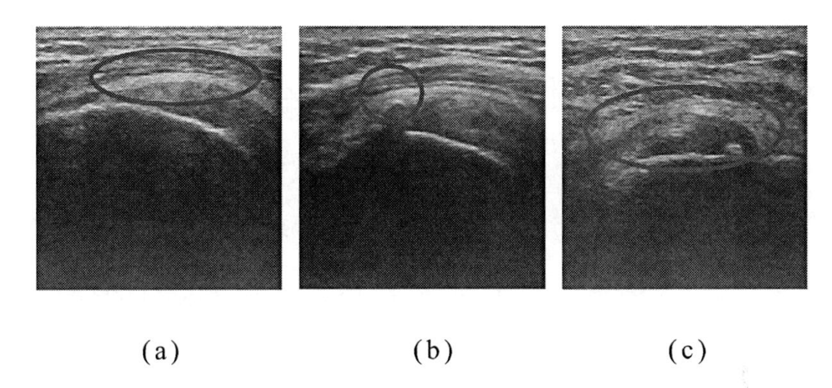

(a) (b) (c)

圖 16 由肩部外科醫師描繪在長軸超音波影像上，顯示不同種類的肩旋轉肌病變。(a)肌腱發炎 (b)鈣化 (c)斷裂。

從超音波影像上描繪出包含病變組織的輪廓後。可以從這些病變區域擷取出面積大小以及紋理等特徵以呈現病變特性。正常的棘上肌肌腱以長軸方向來看是個鼓起之鳥喙型高回音結構[53]。肩旋轉肌中肌腱炎的特徵是增厚、不規則、高回音、沒有均勻的質地與病變的跡象。鈣化有許多種形式，沒有陰影的高回音微鈣化病灶是常見的形式。然而，大型的鈣化病灶可能是軟的或硬的，也可能是單一或分成葉狀的[54]。軟性鈣化是碎片狀且有良好的高回音邊緣、可能有也可能沒有陰影[54]。硬性鈣化則具有高回音表面的輪廓，且通常具有陰影

[54]。在超音波中，肩旋轉肌病變通常會是個有著不規則邊緣的高回音區域[55-57]。它們可以從囊腫延伸到關節表面作為完全厚度的斷裂，或者僅影響肌腱一部分的部分斷裂[54]。在先前的研究所提出的方法中，電腦輔助診斷系統裡被廣泛運用的形態特徵在病變分類中不一定有效，因為病變形狀並沒有特定的規則。實驗中，只有計算病變區域內的像素數量，並將它定義為面積特徵。

2. 超音波紋理特徵

為了量化不同病變類型的超音波回音，超音波紋理的二階統計值被提出作為定量紋理特徵[58]。二階統計值描述了在病變區域中相鄰像素的相關性。尤其在超音波影像中，紋理的模樣是由細胞組織的超音波回音轉換後的灰階值組合。所以，分析灰階共生矩陣[59]可代表相鄰像素的相關性，也可以用來區分各種病變類型的紋理差異。

在灰階共生矩陣當中，影像像素值可以被量化為較少階數的強度區間 Ng(在實驗中 Ng=64)的 G 影像。之後，通過掃描每個影像像素及其相鄰像素，從 G 產生 Ng×Ng 共生矩陣 P = [p（i，j｜d，θ）]。元素 P = [p（i，j｜d，θ）]表示由距離 d 和方向角度 θ 方位的兩個相鄰像素值的共生頻率，一個具有灰階值 i，另一個具有灰階值 j。圖 17 所示為實驗中產生灰階共生矩陣的相鄰像素間關係的兩個參數 d = 1 和 θ= 0°、45°、90°或 135°。並同時考慮四個不同角度的共生矩陣做為紋理特徵。

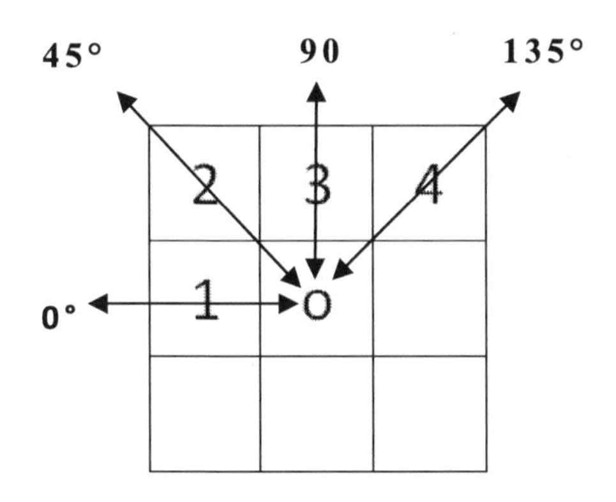

圖 17　以中心像素(o)對周圍四個方向的像素進行紋理計算。像素 1 到 4 分別是在 d=1 的 0°、45°、90°和 135°方向上的相鄰像素。

根據以下公式計算八個灰階共生矩陣的特徵：

Energy：	$f_1 = \sum_i \sum_j p(i, j \vert d, \theta)^2$	(1)

Entropy：	$f_2 = -\sum_i \sum_j p(i,j\|d,\theta)\log(p(i,j\|d,\theta))$	(2)
Correlation：	$f_3 = \dfrac{\sum_i \sum_j (i-\mu_x)(j-\mu_y)p(i,j\|d,\theta)}{\sigma_x \sigma_y}$	(3)
Local Homogeneity：	$f_4 = \sum_i \sum_j \dfrac{1}{1+(i-j)^2} p(i,j\|d,\theta)$	(4)
Inertia：	$f_5 = \sum_i \sum_j (i-j)^2 p(i,j\|d,\theta)$	(5)
Cluster Shade：	$f_6 = \sum_i \sum_j (i+j-\mu_x-\mu_y)^3 p(i,j\|d,\theta)$	(6)
Cluster Prominence：	$f_7 = \sum_i \sum_j (i+j-\mu_x-\mu_y)^4 p(i,j\|d,\theta)$	(7)
Haralick's Correlation：	$f_8 = \dfrac{\sum_i \sum_j (i \cdot j)p(i,j\|d,\theta) - \mu_x \mu_y}{\sigma_x \sigma_y}$	(8)

其中 μ_x, μ_y, σ_x 和 σ_y 是 $p(i,j|d,\theta)$的平均值和標準差。

$\mu_x = \sum_i i \sum_j p(i,j \mid d,\theta), \mu_y = \sum_j j \sum_i p(i,j \mid d,\theta)$	(9)
$\sigma_x^2 = \sum_i (i-\mu_x)^2 \sum_j p(i,j \mid d,\theta), \sigma_y^2 = \sum_j (j-\mu_y)^2 \sum_i p(i,j \mid d,\theta)$	(10)

以上量化紋理特徵，包括能量、熵、相關性、局部同質性、慣性、群集陰影、群集突出和 Haralick 相關性的平均值和標準差用於實驗中呈現病變特徵，如：臨床上觀察到的亮度、對比度和病變的異質性分類。

3. 統計分析與分類

為了要進行病變分類，以上所有提出的特徵在多元邏輯迴歸分類器[60]中組合在一起用來建立預測模型。以 backward elimination 用來探索最相關的特徵子集合。當最小誤差率達到時，相對應的特徵子集合即被選為預測模型。Leave-one-out 的交叉驗證法[60]被用來評估所建立模型之適用性強度。在每一次的迴圈中，從 K 個案例裡挑出一個案例，並用來測試以剩餘 K-1 個案例所訓練出的模型。

以肩部外科醫師和復健科醫師共同認定的病變

診斷分類做為準則，可以產生出以機率表示的預測模型分類結果。對每個案例來說，可以算出屬於發炎、鈣化或斷裂的機率值。最後再以最高機率值決定該案例的病變類型為何。統計被正確分類的案例後可以得到準確率。實驗中所使用的測試方法是使用 SPSS 軟體做分析。(Windows SPSS 16 版; SPSS, Chicago, IL, USA)

信賴者區間的測量目的是根據電腦輔助診斷系統和醫師對病變類型的診斷差異做統計測量，以 Cohen 的 Kappa[59]計算，範圍從-1.0 到 1.0，其中數字越大表示越可靠。若 k 值為 0.20，則共識程度被認定為是不牢靠的；若 k 值介於 0.21 和 0.40 之間為尚可；若 k 值介於 0.41 和 0.60 之間為中等；若 k 值介於 0.61 到 0.80 之間為顯著的；若 k 值介於 0.81 到 1.0 之間，則為幾乎完美。

4. 結果與討論

在多元邏輯迴歸分類器中以 backward elimination 選擇紋理相關特徵組合後產生了預測模型。選擇的特徵包括局部同質性(標準差)、群集陰影(平均值)、群集突出度(平均值)、群集突出度(標準差)和 Haralick 的相關度(平均值)。此電腦輔助診斷系統的總體準確率達到 87.9%。對於個別病變的準確率分別為發炎 88.4%、鈣化為 83.3%、斷裂為 92.3%。Cohen 的 Kappa： k 值為 0.798，且在統計上具有顯著意義(p<0.001)。

我們以區域特徵和統計紋理值為基礎建立了一個以透過分析肩部超音波來分類病變的電腦輔助診斷系統。由邏輯迴歸分類器所建構的預測模型在區分病變類型，包括肩旋轉肌發炎、鈣化以及斷裂傷的準確度上達到了 87.9%的總體準確度。其中，分辨發炎和斷裂的各自準確度相對較高（分別為 88.4%和 92.3%），而鈣化的準確度相對較低（83.3%)。此外，分析電腦輔助診斷系統和外科醫師之間的共識信任度時所計算的 Kappa 值為 0.798，在統計上具有顯著意義（p<0.001)。

先前的研究[62]僅使用一部分病變組織進行紋理特徵擷取，獲得了 92.5%的準確度。基於先前研究和這裡所呈現之準確度，紋理特徵在分類肩旋轉肌病變上的確是有用的。然而，本文提出由整個病變區域擷取定量特徵可提供比以前的研究更可靠的準確性。在組織的分析中，許多的病變呈現出異質性。若以病變中的任意區域來擷取病變特徵會太主觀，也會因為操作者的不同產生變異性，失去原本研究的意義。由過去經驗可知，不同病變和觀察者之間的變異性是相當大的。

超音波用於肩部疾病診斷相當有用。大部分的肩部超音波研究證明了肩旋轉肌病變的敏感性和特異性。使用肩部超音波來偵測部分或全肩旋轉肌病變的準確度具有46%至95%的敏感度和50%至97%的特異度[40, 41, 57, 63-70]。根據文獻回顧，不同的操作專業人員會導致肩部超音波的肩旋轉肌病變的觀察者之間的共識只有介於差到中等而已[71-73]，這意味著需要像電腦輔助診斷系統的附加診斷工具。

實驗中，在分辨鈣化的準確率上相對較低(83.3%)。從臨床角度上，鈣化在超音波中會被發現是微量的高回音斑或高回音塊。一般認知上，超音波對於鈣化具有高診斷準確率，儘管很少有研究專注在鈣化的診斷準確率[74, 75]。然而，電腦輔助診斷系統並沒有表現得如普通放射科醫師所達到的相同準確率。其中一個可能的原因是構成鈣化的組織異質性。在獲取影像的期間，不同超音波設置的亮度變化性可能會影響紋理值。異質性組織效果會較強。因此，在未來的實驗中，可以開發強度不變的紋理特徵以減少由亮度變化引起的結果。

過去的文獻中指出，評估完全斷裂的敏感度和特異度優於部分斷裂[39, 49, 76]。而使用超音波評估部分斷裂是有爭議且不確定的臨床議題。在此，電腦輔助診斷系統透過被包圍在病變輪廓內之組織分析，在斷裂傷的分類上達到很高的準確率(92.3%)，其中包含部分或完全斷裂。透過定量的回音紋理分析所達到的表現，將能夠為可能不如肩部外科醫師那樣高準確率的一般放射科醫師或超音波技術人員提供臨床建議[39]。

基於肩部超音波影像所擷取的區域特徵和紋理特徵的電腦輔助診斷系統在分類肩旋轉肌發炎、鈣化和斷裂傷方面可達到良好的準確性。未來的實驗中，將會探索電腦輔助診斷系統之臨床應用，例如：電腦輔助診斷系統的解譯是否可以帶給不同使用者的準確率提升。以目前結果觀之，電腦輔助診斷系統產生的診斷建議可對臨床使用帶來實際且有潛力的應用。

(二) 使用量化 BI-RADS 特徵對乳房腫塊進行電腦輔助診斷

乳房超音波檢查經常用於區分良性和惡性的乳房腫塊。美國放射學學會已針對此檢查開發出對特徵進行定義的詞典，做為標準化術語和臨床檢查評估，而成為乳房成像報告和資料系統（BI-RADS）[77]。為了讓放射科醫師評估病變，六個 BI-RADS 描述性類別被用來描述主要的超音波特徵有哪些：形狀、方位、邊緣、病變邊界、回音圖形和腫瘤後方回音性特徵。BI-RADS 的詞典標準已得到確認，因此放射線醫師在分析超音波影像以對腫塊進行分類時可以獲得良好的一致性[78]。為了提供更有效率的診斷程序，各種不同的電腦輔助診斷系統已被開發出來量化放射科醫師使用的腫瘤特徵[79,80]。例如在腫瘤區域被切割出來後，形態特徵被提出來描述腫瘤的形狀，而紋理特徵被用來描述腫瘤的回音性。根據病理切片證實的結果，這些量化特徵被組合在電腦輔助診斷系統中成為將腫瘤分為良性或惡性的模型。但是，量化特徵是在未經放射科醫師確認的情況下開發的。在傳統的電腦輔助診斷系統中，還不確定的是量化特徵是否已經成功地解譯了腫瘤的惡性。在接下來介紹的這個研究中，有六個腫瘤分類特徵集，分別用來針對來自專業乳房放射科醫師建立的六個 BI-RADS 描述類別的超音波解譯進行了量化。然後在電腦輔助診斷演算法中，會將任何具有一個或多個惡性特徵發現的腫瘤都歸類為惡性。只有毫無惡性特徵發現且至少具有一個良性特徵發現的腫瘤會被歸為良性。這個電腦輔助診斷系統的組織結構如圖 18 所示。它的電腦輔助診斷系統效能將與僅使用量化功能的傳統電腦輔助診斷系統的效能進行比較。

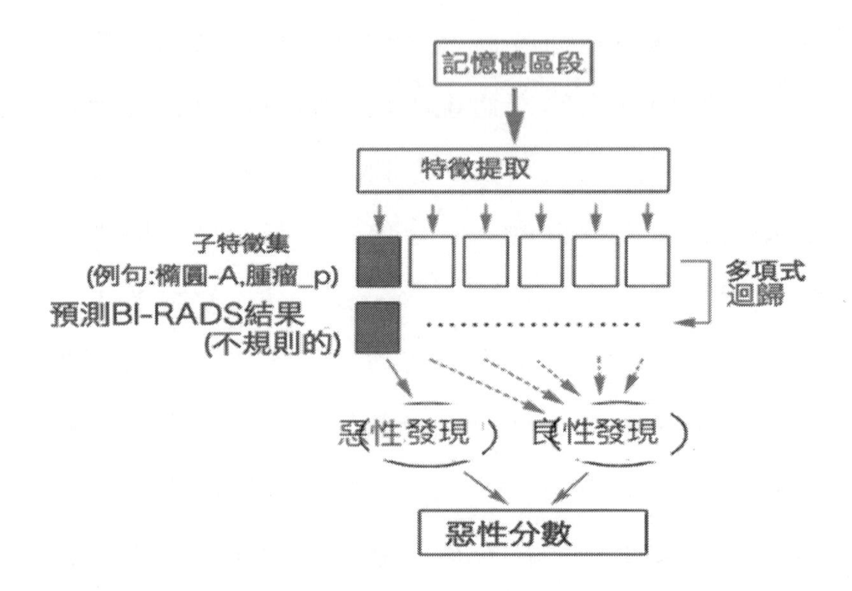

圖 18　電腦輔助診斷系統流程圖

1. 患者和資料採集

在機構的倫理審查委員會的批准下，這項回顧性的研究可免除獲取知情同意書。從 2003 年 1 月至 2004 年 7 月，共有 244 例在超音波影像上有疑似惡性腫瘤的患者接受了核心針穿刺活檢或細針穿刺細胞學檢查以得知病理良惡性結果。這些超音波影像是以線性探頭的 ATL HDI 5000 掃描儀（飛利浦製造）採集的，頻率為 5–12 MHz。經活檢證實的腫瘤包括 166 例（68%）良性腫瘤和 78 例（32%）惡性腫瘤。良性腫瘤包括 103 例纖維腺瘤和 63 例纖維囊變。惡性腫瘤包括 76 例浸潤性導管癌和 2 例浸潤性乳頭狀癌。良性腫瘤患者的平均年齡為 44 歲（範圍 21-65），惡性腫瘤患者的平均年齡為 49 歲（範圍 33-70）。

在不知道病理報告的情況下，兩位乳房放射科醫師根據超音波的共識將所有患者的腫瘤以 BI-RADS 評估歸納類別[78]。兩位放射科醫師分別在乳房超音波領域擁有 5 和 15 年的經驗。最後屬於 BI-RADS 3（可能是良性）的有 52 個腫瘤（21%），BI-RADS 4（可疑異常）有 148 個腫瘤（61%），BI-RADS 5（強烈建議為惡性腫瘤）有 44 個腫瘤（18%）。表 3 總結了腫瘤的超音波特徵，包括形狀、方位、邊緣、病變邊界、回音圖形和腫瘤後方回音性特徵。

表 3　放射科醫師對 244 個腫塊的超音波特徵進行了分類與分級。

Table 1 – The sonographic characteristics of 244 breast masses graded by the radiologists.

Category	Descriptors 描述特徵	Malignant (n = 78)	Benign (n = 166)	Total number (n = 244)
Shape 形狀	Round	0	0	0
	Oval	1	99	100
	Irregular	77	67	144
Orientation 方向	Parallel	54	148	202
	Not parallel	24	18	42
Margin 邊界	Circumscribed	1	46	47
	Not circumscribed			
	Microlobulated	2	95	97
	Indistinct	0	0	0
	Angular	37	25	62
	Spiculated	38	0	38
Lesion boundary 病變邊界	Abrupt interface	36	162	198
	Echogenic halo	42	4	46
Echo pattern 回波模式	Hyperechoic	0	9	9
	Isoechoic	1	93	94
	Hypoechoic	77	64	141
	Complex	0	0	0
	Anechoic	0	0	0
Posterior acoustic features 後聲特徵	Enhancement	12	24	36
	No posterior acoustic feature	45	140	185
	Shadowing	10	2	12
	Combined pattern	11	0	11

2. 腫瘤切割

為了量化腫瘤特徵，首先必須對影像中的腫瘤區域進行切割。Level-set [81]被用作切割工具以將腫瘤與背景組織分離。一開始使用 S 形濾波器改善影像對比度[82]。接著，利用梯度幅度濾波器[83]對對比度增強後的影像計算出呈現水平和垂直方向上的強度變化的梯度影像。然後將 S 形濾波器再次應用於梯度幅值影像以增強對比度。經過預處理後，用於處理具有變化拓撲結構的複雜形狀的 Level-set 被應用於增強後的梯度影像，以概述腫瘤

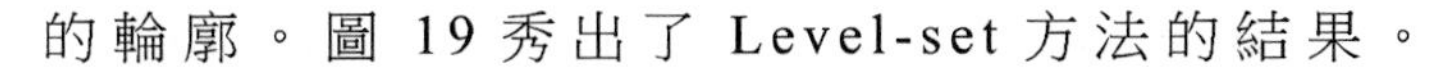

的輪廓。圖 19 秀出了 Level-set 方法的結果。

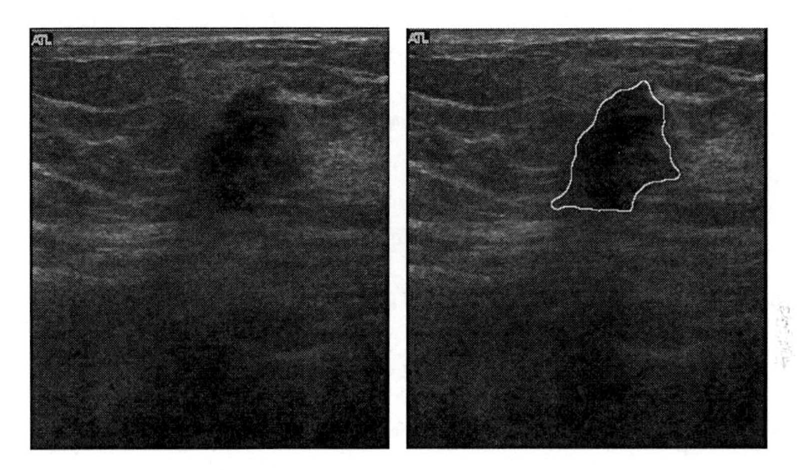

圖 19　原始超音波影像與通過 Level-set 方法切割出的輪廓。

3. 量化特徵

從切割後的腫瘤輪廓中主要可以擷取兩類的量化特徵：形態特徵和紋理特徵。形態特徵用於描述腫瘤的幾何特徵，例如形狀、方位和邊緣。為了擷取形態特徵，可使用最適合橢圓來近似腫瘤的大小和位置。例如，可以通過橢圓主軸線的角度來計算腫瘤的方位。其他相關研究則直接建議以腫瘤的原始特性來開發量化特徵。Rangayyan 等人[84]根據輪廓周長和面積大小估算腫瘤的緊密度。Nie 等人[85]

提出使用正規化徑向長度(normalized radial length, NRL)來描述腫瘤的圓形程度。NRL 定義為以最大距離正規化後的腫瘤中心與腫瘤邊界像素之間的歐幾里得距離。

另一組量化特徵是紋理特徵。紋理特徵被用來描述腫瘤內部的組織組成[85]。不同的組織具有不同的回音圖形，從而導致灰階值的各種分佈。灰階共生矩陣（GLCM）提供統計資訊以確定區域內像素之間的空間相關性[86]。為了擴展兩個區域之間的比較，可以從一個區域的平均強度減去另一個區域的平均強度以顯示差異。因此，腫瘤和周圍組織之間的過渡，例如回音暈和後方陰影，可以用平均強度差表示[87]。在表四中，總共收集了上述 38 種量化特徵，以預測放射科醫師在六種 BI-RADS 描述性類別中的等級（表 4）。

表 4　38 個量化特徵

Table 2 – 38 quantitative features.

Category	Feature	Description
Morphology 型態	*Tumor.a, Tumor.p*	Tumor area and perimeter
	Ellipse.a, Ellipse.b, Ellipse.a/b, Ep/Tp, Ellipse.compactness, Ellipse.theta	Best-fit ellipse features *Ellipse.a*: the length of the major axis *Ellipse.b*: the length of the minor axis *Ellipse.a/b*: *Ellipse.a/Ellipse.b* *Ep/Tp*: the ratio of the ellipse perimeter and the tumor perimeter *Ellipse.compactness*: the overlap between the ellipse and the tumor *Ellipse.theta*: the angle of the major axis of the ellipse [13]
	NRL entropy, NRL variance	NRL features [9]
	Compactness	Tumor roundness [8]
	Undulation, Sharp, MU	Features about undulations on the tumor boundary [11]
	NS, MNS, MaxSpicule	*NS*: the number of spicules on the tumor boundary *MNS*: modified *NS* *MaxSpicule*: the length of the longest spicule of *NS*
Texture 紋理	*LB*	The average intensity difference between the inner and outer bands around the tumor boundary [11]
	PS, PS.diff	*PS*: the average intensity difference between the tumor and the region under the tumor [11] *PS.diff*: the average intensity difference between the surrounding tissues and the region under the tumor
	EPc, EP.diff	*EPc*: the average intensity difference between the 25% brighter pixels and whole tumor pixels [11] *EP.diff*: the average intensity difference between the tumor and the surrounding tissues
	Energy ave., Energy std., Entropy ave., Entropy std., Correlation ave., Correlation std., Inverse Difference Moment ave., Inverse Difference Moment std., Inertia ave., Inertia std., Cluster Shade ave. Cluster Shade std., Cluster Prominence ave., Cluster Prominence std., Haralick Correlation ave., Haralick Correlation std.	16 GLCM features [10]

4. 分類

以放射科醫師評估的特徵等級為基礎，利用多項式迴歸模型將已實現的量化特徵用於預測每個類別中的描述特徵子[88]。根據先前研究中量化腫瘤特徵的建議[84, 85, 87, 89]，以手動選擇一個或多個量化特徵以預測各個 BI-RADS 描述性類別。例如使用 16 個 GLCM 特徵來預測每個腫瘤的回音圖形為低回音、高回音或等回音。並且在多項式迴歸模型的分類器中，進行特徵選擇以產生出最佳組合效能。此時採用向後消除法可以在逐步的過程中完成特徵選擇。當從受過訓練的分類器中獲得最小錯誤率的時候，選擇對應的特徵子集視為與該分類類別最相關。分類器的效能也透過留一法交叉驗證進行檢驗[90]。

選擇後，可以使用所選特徵預測腫瘤的六個 BI-RADS 描述類別。根據表 5，這些預測的 BI-RADS 特徵會被認為是惡性或良性的發現，該表是通過 BI-RADS 描述子在良性和惡性腫瘤中的出現頻率構建而成的，如表 1 所示。使用 Mann-Whitney U 檢驗[91]，測試每個描述子在區分惡性腫瘤和良性腫瘤方面是否有意義。經過放射科醫師的評估，過程中使用 1 表示存在，0 表示不存在來生成用於統計分析的數值數據。表 5 中的結果表明，在每個描述性類別中評估的惡性或良性發現均具有小於 0.05 的 p 值。也就是說，這些惡性或良性發現對於區分惡性腫瘤和良性腫瘤均具有顯著意義。最後，診斷演算法使用決策樹對腫瘤進行分類。任何具有一個或多個惡性發現的腫瘤都歸為惡性。僅沒有惡性發現和至少一種良性發現的腫瘤被分類為良性。

表 5　放射科醫師選擇的惡性和良性描述特徵

範圍	惡性	良性	p-value
形狀	不規則	橢圓	<0.001*
方位	不平行	平行	<0.001*
邊界	棱角形、尖型	圓形、外接微葉	<0.001*
病變邊界	回音暈	突然的界面轉換	<0.001*
回音圖形	低回音	高回波	<0.001*
後方回音特徵	陰影、組合圖案	增強功能、無後方回音特徵	<0.001*

* $p < 0.05$ 顯示出統計上的顯著差異。

5. 統計分析

在分類結果中，效能將基於活檢證實的病理進行五個指標的評估：準確性、敏感性、特異性、陽性預測值（PPV）和陰性預測值（NPV）。通過卡方檢驗，將傳統電腦輔助診斷方法的效能指標與所提方法的效能指標進行了比較，該傳統方法是將所有量化特徵組合在一起用於診斷。同時通過留一交叉驗證方法檢查了分類器的效能。若 X 個案例參與交叉驗證，會對這 X 個案例進行 X 次訓練。每次，會從 X 個案例中獨立出一個案例，用於測試其餘案例訓練的結果。此外，使用接收器工作特性（ROC）曲線比較兩個電腦輔助診斷系統中靈敏度和特異性之間的權衡。為了確定每個腫瘤的惡性評分，會遵循以下的診斷規則。意即，對具有一個惡性發現的腫瘤給予 0.5 分。再有一個惡性發現會增加 0.1 分。具有 2–6 個惡性發現的腫瘤的評分為 0.6 到 1。沒有惡性發現的腫瘤被認為是良性的，得分為 0。這樣可以生成具有連續操作點的完整 ROC 曲線。通過在 pROC 套件中實施的取樣方法，測量靈敏度高於 90% 曲線下的正規化面積（AUC）和曲線下的局部面積（pAUC）[92]。研究中使用的測試方法來自 SPSS（Windows 版本 16）。

6. 結果與討論

表 6 顯示了選擇的量化特徵及其效能。與方位

和病變邊界相關的特徵的效能最準確（82%），而與回音圖形相關的特徵的效能最不準確（76%）。但是，差異無統計意義（$p > 0.05$）。

為了進行比較，傳統的電腦輔助診斷系統在特徵選擇後從所有特徵中採用了32個特徵。消除的特徵是*Ellipse_a*、*Ep*／*Tp*、*Undulation*、*NRL entropy*、*Ellipse_compactness*和*PS*。此研究提出的電腦輔助診斷系統的AUC和pAUC分別為0.96和0.90。而常規電腦輔助診斷系統的AUC和pAUC分別為0.93和0.76。AUC的差異無統計意義（$p = 0.18$），但高於90%敏感性的pAUC差異具有統計意義（$p < 0.05$）。

有關更多詳細資訊，表7中列出了在高靈敏度不同臨界點的特異性比較。通過卡方檢驗，提出的電腦輔助診斷系統特異性在靈敏度範圍從90%到100%間時均顯著高於（$p < 0.05$）常規電腦輔助診斷系統。

表 6　每個描述類別的選擇特徵以及這些因素的效能

分類	特徵	準確性
形狀	*Ellipse_a, Tumor_p*	80%
方位	*Ellipse_theta*	82%
邊界	*Compactness, NRL entropy, Ep/Tp Ellipse_a/b, EP_diff,MNS*	77%
病變邊界	*LB*	82%
回音圖形	*Correlation std, Inverse Difference Moment ave, Cluster Shade ave, Cluster Prominence ave, Haralick Correlation ave, Haralick Correlation std*	76%
後方回音特徵	*PS*	78%

表 7　提出電腦輔助診斷系統與常規電腦輔助診斷系統在 90% 以上靈敏度之間的特異性比較

靈敏度	績效指標	提出電腦輔助診斷系統	常規電腦輔助診斷系統	p-value
90%	特異性 準確性 PPV NPV	89% (148/166) 89% (218/244) 80% (70/88) 95% (148/156)	79% (131/166) 82% (201/244) 67% (70/105) 94% (131/139)	0.01*
95%	特異性 準確性 PPV NPV	84% (139/166) 87% (213/244) 73% (74/101) 97% (139/143)	60% (100/166) 71% (174/244) 53% (74/140) 96% (100/104)	<0.001*
97%	特異性 準確性 PPV NPV	79% (131/166) 85% (207/244) 68% (76/111) 98% (131/133)	46% (76/166) 62% (152/244) 46% (76/166) 97% (76/78)	<0.001*

99%	特異性 準確性 PPV NPV	68% (113/166) 78% (190/244) 59% (77/130) 99% (113/114)	22%(37/166) 47%(114/244) 37%(77/206) 97% (37/38)	<0.001*
100%	特異性 準確性 PPV NPV	37% (61/166) 57% (139/244) 43% (78/183) 100% (61/61)	4% (7/166) 35% (85/244) 33% (78/237) 100% (7/7)	<0.001*

* $p<0.05$ 顯示出統計上的顯著差異。

在先前的研究中，乳房超音波電腦輔助診斷系統將所有量化特徵結合使用，以區分惡性腫瘤與良性腫瘤。然而，對於先前的電腦輔助診斷系統中使用的分類方法來應對惡性腫瘤的高度異質性是一個挑戰。諸如黏液性或髓質組織學和高度腫瘤之類的界限癌通常在超音波上沒有特徵性的惡性表現[93, 94]，並且有機會被常規的超音波電腦輔助診斷系統誤分類為良性。在這項研究中，美國放射學會提出的 BI-RADS 和 Stavros 的診斷方法已在電腦輔助診斷系統中實現[95, 96]。該方法的主要目的是將具有可疑異常的腫瘤歸為惡性，以提高敏感性。考慮到靈敏度和特異性之間的權衡，相對於靈敏度高於 90% 的 pAUC，提出的電腦輔助診斷系統明顯優於傳統的電腦輔助診斷系統（0.90 對 0.76，$p < 0.05$）。這樣的結果表明，使用這種診斷方法的電腦輔助診斷系統具有預防良性腫瘤活檢而不會遺漏惡性腫瘤的潛力，並且與常規電腦輔助診斷系統相比，有望更適合臨床診斷。先前已經發表了使用放射科醫師解譯的乳房 X 光或超音波影像描述子的電腦輔助診斷模型[97, 98]。這些作者使用放射科醫師解釋的特徵作為電腦輔助診斷模型的輸入特徵之一，以區分良性腫瘤與惡性腫瘤。相反，在此研究中是使用直接從乳房超音波影像中擷取的特徵。而此電腦輔助診斷系統中使用的診斷方法的規則類似於乳房放射科醫師在臨床實踐中所使用的方法，任何具有一個或多個惡性發現的腫瘤均被歸類為惡性腫瘤，並且只有那些無惡性發現且至少具有良性的腫瘤發現被歸類為良性。與 Stavros 的研究相比，這樣的電腦

輔助診斷系統的效能與放射科醫師的效能一樣好（敏感性：100% vs. 99.8%，特異性：37% vs. 30.5%）[96]。即使如此，此研究存在一些局限性。首先，為了實驗所收集的惡性腫瘤病例不夠多。大多數的惡性病例是浸潤性導管癌。為了驗證所提出的電腦輔助診斷系統的適用性，應在進一步研究中納入更多類型的惡性腫瘤，例如浸潤性小葉癌和導管癌。同時，也需要提出更多的量化特徵來描述各種腫瘤類型的特徵。其次，只有兩名來自單個醫療學術機構的資深放射科醫師參與了乳房腫瘤超音波特徵的評估。即使過去已確認採用 BI-RADS 評估標準能夠減少觀察者之間的差異[78]，但更多不同放射科醫師的評估結果的一致性會使結果更具說服力。第三，實驗中並沒有進行閱片研究。這樣的電腦輔助診斷系統能否提高放射科醫師在乳房腫瘤分類中的表現，這一議題將值得探討。還有就是對於所提出的電腦輔助診斷系統到新病例的泛化能力是需要再進行評估的。隨著將來超音波資料庫的擴展，如果所提出的方法的 AUC 和 pAUC 明顯優於傳統方法，則需將進一步對更多病例進行分析。

(三) 電腦輔助診斷系統對於放射科醫師進行 MRI 神經膠質瘤分級的影響

瀰漫性神經膠質瘤是最常見的原發性腦腫瘤，呈現出神經膠質細胞分化。根據世界衛生組織(world health organization, WHO)建立的組織病理學和臨床標準，可以將其惡性程度分為 2 級（低度惡性）至 4 級（高度惡性）[99, 100]。膠質母細胞瘤(glioblastoma, GBM)是 WHO 4 級腫瘤，是最具侵襲性的腫瘤類型，預後很差[101]。相對來說，低級的神經膠質瘤(low grade glioma, LGG，包括 2 和 3 級)的預後較好，平均存活時間為 2～8 年[102]。這兩類腫瘤的治療方法也不同。GBM 始終需要更具積極性和綜合性的管理手段，包括手術、放射療法、化學療法和標靶治療[103]。確定腫瘤等級取決於幾種病理學特徵，包括細胞學上的異質性、血管生成、有絲分裂活性和壞死。但是，在某些條件下的解釋可能會有所不同，因為它們的定義不準確[104, 105]，導致多達 30% 的神經膠質瘤出現歧義和錯誤評估[105-108]。

若是借助非侵入性診斷成像技術，便可以通過應用核磁共振成像(magnetic resonance imaging, MRI)提高瀰漫性神經膠質瘤分級的準確性[109, 110]。除了提供整個腫瘤有意義的組織對比的常規序列[111]，包括擴散加權成像（DWI）、灌注加權成像（PWI）和MR光譜學（MRS）在內的生理MR技術的進步也實現了更準確區分LGG與GBM的方式[112-115]。因此，為了避免不必要的誤診，有需要強調MRI在腦腫瘤診斷成像中的作用。

由於診斷成像的成功，放射科醫師的工作量大大增加。電腦輔助診斷成為處理數據爆炸的新方式。電腦輔助診斷系統的計算能力可以計算出許多量化特徵，以即時描述腫瘤特徵，並在人工智慧分類器中將它們組合在一起，提供腫瘤類型和等級的估計值[17, 19, 116]。使用量化方法，可以加快診斷過程並減少診斷錯誤。一致的估計值也可以為放射科醫師提供可靠的建議，從而避免風險超過收益的侵入性手術。為確保電腦輔助診斷系統可用於臨床檢查，以前的觀察者效能研究表明，使用電腦輔助診斷系統可顯著改善確定前列腺MR成像中的癌症侵襲性[117]。通過使用動態對比增強 MRI 的電腦輔助診斷系統，放射科醫師對乳房惡性病變的診斷可信度得到了增強[118]。而接著要介紹的這項研究提出從 MR 成像的長條圖和紋理中量化影像特徵，以擷取 LGG 和 GBM 的特性。然後使用特徵選擇結合機器學習的方案來建立電腦輔助診斷方法。通過這種方法，探索放射科醫師在使用和不使用電腦輔助診斷輔助的情況下，以 MR 成像對神經膠質瘤進行分級的成效。

1. 患者資訊

包括 34 個 GBM 和 71 個 LGG 患者的 MRI 數據集由美國國家癌症研究所的 TCIA（http://cancerimagingarchive.net/）網站下載而得，該網站包含有患者的影像以提供研究分析。原始材料和數據的收集符合所有適用保護人類的法律、法規和政策。也獲得所有必要的批准、授權、人類受試者保證、知情同意文件以及機構審查委員會的批准[119]。本研究中使用的影像來自三個機構：托馬斯·杰斐遜大學、亨利·福特醫院和凱斯西儲醫院。

34 個 GBM(4 級)和 71 個 LGG(2 級和 3 級)中。屬於 LGG 的有 32 個少突膠質細胞瘤、16 個少突星形細胞瘤和 23 個星形細胞瘤。18 例少突膠質細胞瘤被分為 2 級,14 例被分為 3 級。7 例少突星形細胞瘤被分為 2 級,9 例被分為 3 級。在星形細胞瘤中,3 例被分為 2 級,20 例被分為 3 級。因此,LGG 組中共有 28 例 2 級和 43 例 3 級的神經膠質瘤(圖 20)。

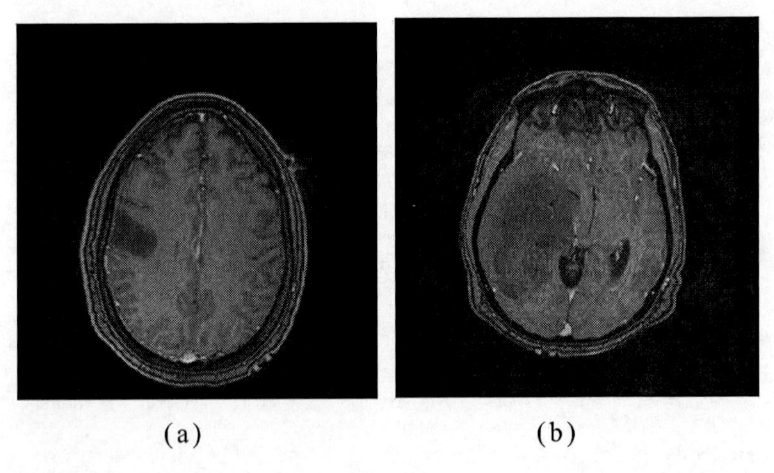

(a) (b)

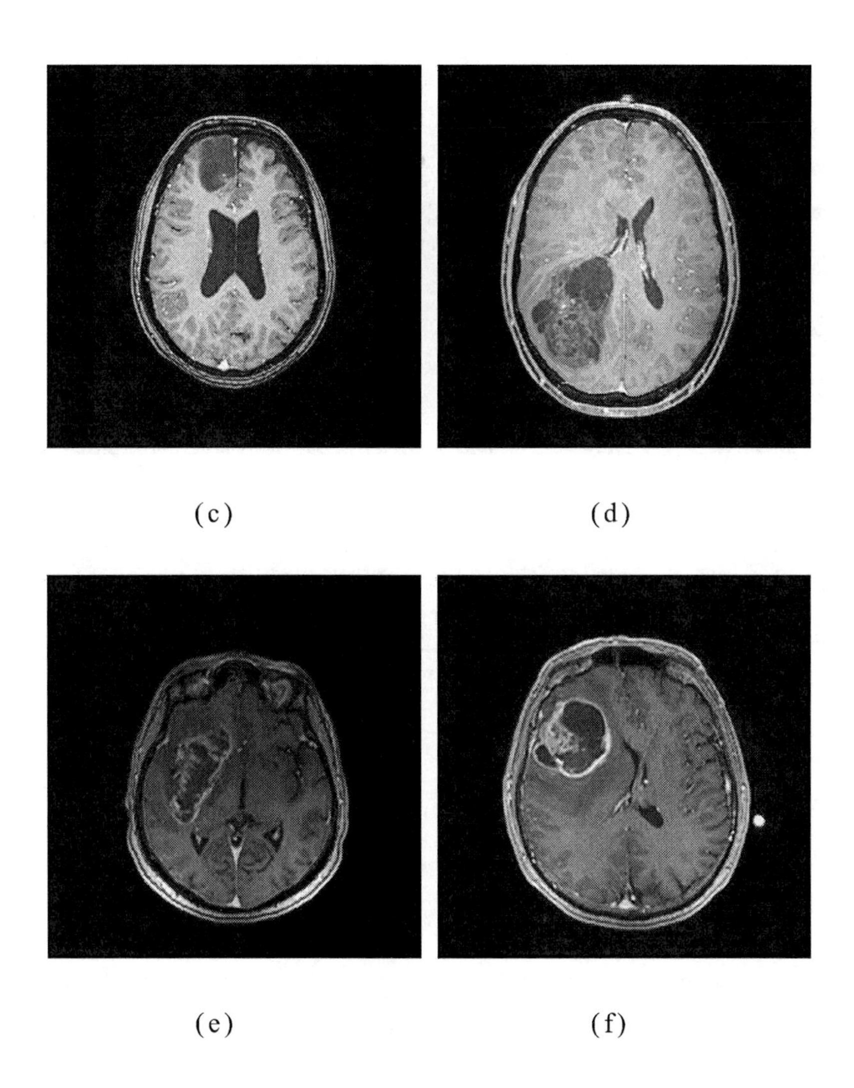

(c) (d)

(e) (f)

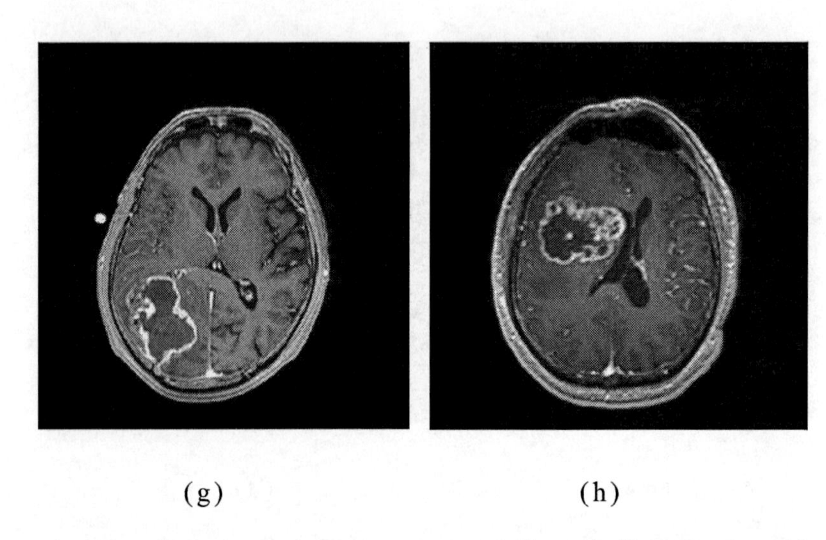

(g) (h)

圖 20　實驗中使用的 4 例低級別神經膠質瘤(a,b,c,d)和 4 例膠質母細胞瘤(e,f,g,h)顯示出這些腦腫瘤之間的異質性。

2. 影像分析和觀察

通過對成像特徵進行量化分析的步驟以下。在不知道病理診斷結果的情況下，已認證的神經放射科醫師(K.H.，有 12 年的經驗)從對比增強的軸向 T1 加權影像(T1WI)序列中選擇每個腫瘤的最具代表性 2D 影像。然後使用 OsiriX 手動繪製感興趣區域(region of interest, ROI)，以將整個腫瘤包圍在所選影像中。稍後便會將 ROI 中的像素用於特徵分析和電腦輔助診斷分類。

本研究旨在確定電腦輔助診斷系統的輔助是否影響放射科醫師對神經膠質瘤的分級。觀察者評分的兩階段程序設計與臨床實踐中使用電腦輔助診斷系統的方式非常相似。首先，放射科醫師在沒有電腦輔助診斷系統的情況下執行了常規閱片。在進行常規解釋後，立即提供了電腦輔助診斷的惡性評估（連續可能性評分為 0～1）後的連續第二讀。考慮到敏感性和特異性之間的折衷，放射線醫師使用 10 點等級來支持接收器工作特徵（ROC）曲線的端點。等級大於等於 5 的腫瘤被視為 GBM。每張 MR 成像都是由三位放射線醫師中的一位放射線醫師定期判讀的。三名放射科醫師包括一名住院醫師（R，具有 2 年的普通放射科經驗），一名放射科醫師（GR，具有 11 年的普通放射科經驗）和一名神經放射科醫師（NR，具有 12 年的神經放射科經驗）。在這個觀察者研究中，放射科醫師的經驗從有限到非常有經驗皆有。

3. 電腦輔助診斷輔助

(1)全域亮度特徵

腫瘤區域中像素的灰階分佈反映了由亮度等級表示的不同組織特性，例如對比度增強的 MR 成像。而被視為亮度概率的函數分佈可以表示為能夠指出腫瘤總體亮度的長條圖（圖 21）

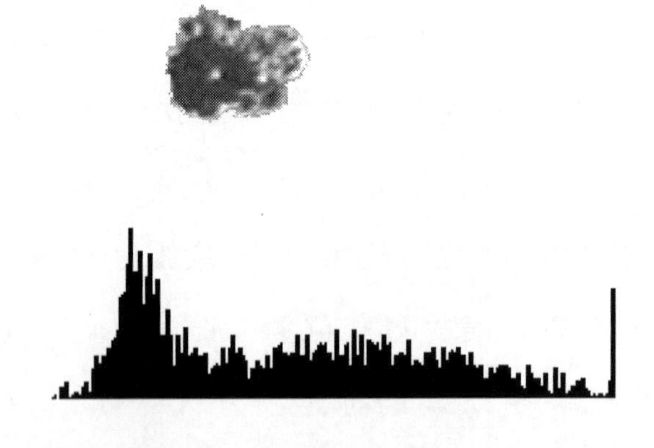

圖 21　顯示了腫瘤區域的灰階分佈

因此，描述長條圖形狀的長條圖矩可做為影像分析中的特徵[120, 121]。在實驗中，LGG 和 GBM

之間的長條圖矩差異被分析為電腦輔助診斷系統中的量化影像特徵。使用以下公式計算四個中心矩，包括均值、變異性、偏度和峰度。

$$\text{Mean} \ = \frac{1}{N}\sum_{i=1}^{N} P_i, \tag{1}$$

$$\text{Variance} \ = \frac{1}{N}\sum_{i=1}^{N} (P_i - Mean \ )^2, \tag{2}$$

$$\text{Skewness} \ = \frac{1}{N}\sum_{i=1}^{N} (P_i - Mean \ )^3, \text{ and} \tag{3}$$

$$\text{Kurtosis} \ = \frac{1}{N}\sum_{i=1}^{N} (P_i - Mean \ )^4; \tag{4}$$

其中 P_i 是像素的灰階值。平均值是長條圖的中心，方法是將所有區域像素相加，然後將總和除以像素數。像素值散佈的程度由變異性表示，而偏度估計值分佈的對稱性用來確定是否存在任何偏差。通過與公式化為峰度的常態分佈進行比較，也可以確定長條圖中心與兩側之間的差異。

(2)局部亮度特徵

除總體亮度外，還能對描述相鄰像素值之間相關性的局部亮度進行量化，以做為腫瘤特徵。相鄰像素之間的細微變化是用於識別特定圖案的影像紋理。對於 MR 成像，實驗中使用了灰階共生矩陣

(GLCM)[122]來解釋具有灰階值的像素之間的亮度相關性。為了降低計算複雜度,將原始 MR 成像量化為亮度降低的影像 G。然後生成對應的共生矩陣 P = [p(i,j | d,θ)],以表示一個像素(i)及其相鄰像素(j)在距離 d 和方向 θ 時的共生頻率。在以下公式中使用參數 d = 1 和 θ=0°,45°,90°和 135°來擷取 GLCM 紋理特徵。

Autocorrelation =	$\sum_i \sum_j {(p_x - \mu_x)(p_y - \mu_y)}/{\sigma_x \sigma_y}$	(5)
Contrast =	$\sum_n n^2 \left\{ \sum_i \sum_j p(i,j) \right\}, \lvert i-j \rvert = n$	(6)
Correlation =	$\frac{\sum_i \sum_j (i-\mu_x)(j-\mu_y) p(i,j)}{\sigma_x \sigma_y}$	(7)
Cluster prominence =	$\sum_i \sum_j (i+j-\mu_x-\mu_y)^4 p(i,j)$	(8)
Cluster shade =	$\sum_i \sum_j (i+j-\mu_x-\mu_y)^3 p(i,j)$	(9)

Dissimilarity =	$\sum_i \sum_j p(i,j)\lvert i-j\rvert$	(10)
Energy =	$\sum_i \sum_j p(i,j)^2$	(11)
Entropy =	$-\sum_i \sum_j p(i,j)\log(p(i,j))$	(12)
Homogeneity =	$-\sum_i \sum_j \frac{1}{1+i-j} p(i,j)$	(13)
Difference *variance* =	$\sum_i i^2 p_{x-y}(i)$	(14)
Difference *entropy* =	$-\sum_i p_{x+y}(i)\log(p_{x+y}(i))$	(15)
Information *measure of* *correlation* =	$\frac{HXY-HXY1}{max\{HX,HY\}}$ $HXY = (8),$	(16)

	$HXY1$ $= -\sum_i \sum_j p(i,j)\log(p_x(i)p_y(j))$ $HX = entropy\ of\ p_x,$ $HY = entropy\ of\ p_y$	
Inverse difference normalized =	$\sum_i \sum_j \frac{1}{1+\|i-j\|} p(i,j)$	(17)
Inverse difference moment =	$\sum_i \sum_j \frac{1}{1+(i-j)^2} p(i,j)$	(18)

方程式中的 μ_x, μ_y, σ_x, 與 σ_y 是 $p(i,j|d,\theta)$的平均值和標準差(SD)

$\mu_x = \sum_i i \sum_j p(i,j), \mu_y = \sum_j j \sum_i p(i,j)$	(19)
$\sigma_x^2 = \sum_i (i-u_x)^2 \sum_j p(i,j), \sigma_y^2 = \sum_j (j-u_y)^2 \sum_i p(i,j)$	(20)

(3)分類

在二元邏輯迴歸的分類器中組合了包括全域和局部亮度在內的量化影像特徵，以區分 LGG 和 GBM 腫瘤。以活檢證實的病理為分類器中的標準答案。用向後消除評估了每個特徵的區分能力，並排除冗餘的特徵。當達到最小錯誤率時，選擇相應的特徵為最相關的診斷依據。同時，應用留一交叉驗證法[91]在此有限的案例數來測試這些特徵的可推廣性。在每次迭代中，從獲取的案例中分離出一個案例，以測試從其餘案例訓練出的模型。在分類結果中，將每個腫瘤的惡性可能性表示為概率。確定 GBM 的標準與放射科醫師的標準相同，即≥ 0.5。

(4)統計分析

使用五個效能指標來顯示電腦輔助診斷系統和放射科醫師的診斷效能：準確性、敏感性、特異性、陽性預測值（PPV）和陰性預測值（NPV）。計算靈敏度和特異性之間的權衡以 ROC 曲線進行說明。ROC 曲線下的面積 Az 可以使用 ROCKIT 套件進行總體惡性評估。在比較有使用和不使用電腦輔助診斷的放射科醫師的效能時，使用 SPSS 軟體(Windows

版本 16）和 Prism（6.0 版）進行卡方檢驗。

4. 結果

在特徵選取之後，以下影像特徵在分類器中組合以生成預測模型：*Mean*、*Cluster prominence*、*Cluster shade*、*Dissimilarity*、*Energy*、*Entropy*、*Difference variance*、*Inverse difference normalized*。在用於將 GBM 與低級別神經膠質瘤區分開的最有用的影像特徵是 *Correlation*，它是像素及其相鄰像素在特定位置之間的灰階線性依賴性的測量。該特徵達到了 82%的準確度。借助各種影像特徵的互補功能，電腦輔助診斷系統的效能達到了 87%的準確率（表 8）。*Cluster prominence* 和 *Cluster shade* 是灰階分佈中是否缺乏對稱性的測量，而 *Entropy* 和 *Inverse difference normalized* 則是估計組織的空間圖形是否為異質性以及缺少均質紋理。關於觀察者的首次診斷，三名放射科醫師對 MRI 的呈現進行了評估，其準確率分別為 72%、73%和 74%。電腦輔助診斷系統的輔助效果讓三位放射科醫師的總體效能指標有所提高，包括準確性、靈敏性、特異性、

PPV、NPV 和 Az。準確度的最高改進是從 72%到 81%，儘管在預先定義的閾值 0.5 下該改進並不明顯。但是，代表靈敏度和特異性之間總體效能的 Az 值分別從 0.81、0.87 和 0.84 顯著提高到 0.90、0.90 和 0.88，p = 0.0011、0.0076 和 0.0167。

表 8　三位放射科醫師在初次及後續有電腦輔助診斷輔助時區分 LGG 與 GBM 的結果

	準確性	靈敏度	特異性	陽性預測值 (PPV)	陰性預測值 (NPV)	Az
電腦輔助診斷	87% (91/105)	79% (27/34)	90% (64/71)	79% (27/34)	90% (64/71)	0.89
NR	72% (76/105)	68% (23/34)	75% (53/71)	56% (23/41)	83% (53/64)	0.81
NR + 電腦輔助診斷	81% (85/105)	76% (26/34)	83% (59/71)	68% (26/38)	88% (59/67)	0.90
p value	0.1420	0.4175	0.2174	0.2595	0.3939	0.0011*
GR	73% (77/105)	88% (30/34)	66% (47/71)	56% (30/54)	92% (47/51)	0.87
GR + 電腦輔助診斷	78% (82/105)	88% (30/34)	73% (52/71)	61% (30/49)	93% (52/56)	0.90
p value	0.4210	1.0000	0.3611	0.5601	0.8906	0.0076*

R	74% (78/105)	76% (26/34)	73% (52/71)	58% (26/45)	87% (52/60)	0.84
R + 電腦輔助診斷	78% (82/105)	82% (28/34)	76% (54/71)	62% (28/45)	90% (54/60)	0.88
p value	0.5169	0.5486	0.6996	0.6670	0.5695	0.0167*

$P < 0.05$ 表示具有顯著差異。
NR：神經放射科醫師、GR：一般放射科醫師、R：住院醫師

三位放射科醫師在首次評估時誤診病例的總數為 29（神經放射科醫師；NR）、28（一般放射科醫師；GR）和 27（住院醫師；R）。有 3 例被電腦輔助診斷系統和所有放射科醫師誤診。其中一個是 LGG，另外兩個是 GBM。電腦輔助診斷系統與三名放射科醫師之間的誤診病例的重疊數為 7（NR）、6（GR）和 7（R）。電腦輔助診斷系統誤判了 7 個 GBM（20.6%，7／34）和 7 個 LGG（9.8%，7／71）。電腦輔助診斷系統在識別 GBM 方面比 LGG 相對較差（$p = 0.14$）。三名放射科醫師對總共 23 個 GBM（22.5%，23／102）和 61 個 LGG（28.6%，61／213）進行了錯誤診斷。放射科醫師在識別 LGG 方面的表現要比 GBM 差（$p = 0.28$）。電腦輔助診斷

系統在識別 GBM 方面的準確性與放射科醫師相當。但是，放射科醫師在識別 LGG 方面的效能要比電腦輔助診斷系統差得多（$p = 0.001$，Fisher 測試）。

超過一半的病例被電腦輔助診斷系統正確診斷但被放射科醫師誤診的病例中，包括 13 個 LGG 和 2 個 GBM 被一名以上放射科醫師誤診。這 13 例 LGG 患者的共同影像特徵是增強、明顯的壞死／囊性成分以及不規則或不明確的腫瘤邊緣，其中大多數（10／13，76.9%）是 3 級神經膠質瘤。另外兩個 GBM 病例具有規則的腫瘤邊緣和不太明顯的腫瘤周圍水腫。

5. 討論

腦部 MRI 檢查提供了非侵入式的方式來解釋腫瘤特徵，以評估腫瘤的類型和等級。擷取描述腫瘤區域中組織灰階分佈的全域和局部亮度特徵有益於解釋 MR 成像中的異質圖形。研究中實做了一個電腦輔助診斷系統，以影像亮度特徵區分 LGG 和 GBM。該效能的準確度為 87%（91／105），靈敏度為 79%（27／34），特異性為 90%（64／71），Az

為 0.89。結果可能足以向放射科醫師提供診斷建議。綜合這些功能，電腦輔助診斷系統實現了最高的分類效能。電腦輔助診斷系統可以藉由突顯腫瘤的異質性，以提醒臨床醫師注意侵略性類型。在先前的研究中已列出了區分 GBM 和 LGG 的重要影像特徵（$p < 0.05$）[123]。為了評估其臨床價值，三名有經驗的放射科醫師包括 2 年住院醫師與 12 年神經放射科醫師參與了觀察者實驗。在沒有電腦輔助診斷系統的情況下，三位放射科醫師在第一次判讀數據的準確度分別為 72%，73% 和 74%，Az 值分別為 0.81、0.87 和 0.84。在隨後的第二次判讀中，輔以電腦輔助診斷系統的惡性評估，其準確性分別提高到 81%，78% 和 78%。特別是對於 Az，改進值 0.90、0.90 和 0.88 分別明顯優於第一次判讀並有顯著差異：$p = 0.0011$、0.0076 和 0.0167。這些結果與先前的一項研究一致，該研究報告說，放射診斷醫師的可信度通過用於診斷惡性乳房腫瘤的電腦輔助診斷系統得到了增強[118]。據我們所知，這是首次研究電腦輔助診斷對放射科醫師對神經膠質瘤分級影響的研究。腦腫瘤診斷成像的作用對於避免風

險大於收益的侵入性手術尤其重要。

關於電腦輔助診斷的效能來說，識別 GBM 的靈敏度不如檢測 LGG 的靈敏度，但與放射科醫師相似。電腦輔助診斷和放射科醫師都可能對 GBM 病例的異質性感到困惑。對於 LGG 病例，電腦輔助診斷系統的效能明顯優於放射科醫師（$p = 0.001$）。一個可能的原因是放射科醫師可能更願意為 GBM 分配較高的可能性，以避免遺漏癌症。另一個原因是電腦輔助診斷系統確實同時考慮了更多影像特徵並獲得了更好的惡性估計。量化的全域和局部亮度特徵反映了神經膠質瘤分級的差異。簡要總結了放射科醫師應用的 2 級和 3 級神經膠質瘤（LGG）和 4 級神經膠質瘤（GBM）的常規成像特徵。2 級神經膠質瘤通常在 T1WI 中以均質的低亮度腫塊存在並有規則腫瘤邊界，而且在對比後增強中沒有增強。在 4 級病例中，中央壞死周圍總是有一個厚的不規則的增強環。增強可以是實心的、環狀的、結節狀的或斑片狀的。3 級神經膠質瘤通常以浸潤性腫塊的形式出現，但增強程度不一，從無增強到局灶性增高或均勻增強[124]。這些特徵始終被用作診斷標準以區分各種瀰漫性神經膠質瘤。但是，這些成像特性不是量化的，在應用它們時，在某些情況下可能是主觀和有偏見的。此外，這些影像特徵在組之間的顯著重疊也限制了它們作為等級的確定性預測指標的價值[125, 126]。實驗中也發現所有放射科醫師在區分 LGG 和 GBM 方面的準確性都比電腦輔助診斷系統差，這表明這些非量化特徵具有重要意義但價值有限。在結果中，我們還發現放射科醫師在識別 LGG 方面表現最差，尤其是 3 級病例。這可能與 3 級神經膠質瘤和 GBM 的影像表現重疊有關。大多數放射科醫師傾向於將表現出明顯增強和壞死的病例視為 GBM。這些結果表明，在影像模糊不清的情況下(通常發生在 3 級神經膠質瘤中)，電腦輔助診斷系統可能有助於防止人為錯誤，並可以增強放射科醫師在瀰漫性神經膠質瘤時的正確分級。基於這一成功，某些次族群呈現出與其他族群不同的圖形，例如星形細胞瘤和少突膠質細胞瘤之間的差異可能會在未來的研究中進一步分類。其他腦部疾病包括淋巴瘤、膿腫、腫瘤性脫髓鞘病變和轉移灶，也可能在 MRI 中看起來像神經膠質瘤或膠質母細胞瘤。因此，在我們未來的工作中，將對更多的預測模型進行研究，以對上述腦病進行鑑別診斷。

在本研究中，僅使用增強對比的 T1WI 而不是完整的 MR 序列來估計腫瘤分級。這不同於大多數放射科醫師的臨床實踐。這種設計的明顯缺點是，與 T1WI 相比，在 T2 加權影像或 FLAIR 序列中，腫瘤周圍水腫和腫瘤的浸潤部分均無法得到更好的描繪。使用盡可能多的影像序列來模擬放射科醫師的臨床實踐將是理想的。但是，在影像序列有限的情況下，本研究集中於電腦輔助診斷系統對放射科醫師在潛在臨床應用中的表現的影響。這種局限性可能導致放射科醫師的解釋有偏差，放射科醫師總是在做出決定之前檢查他們擁有的所有序列，但 CE T1WI 仍然提供許多腫瘤特徵資訊。區分 2 級和 3 級和 4 級神經膠質瘤的關鍵特徵是壞死和／或血管生成。壞死表現為腫瘤內未增強的區域，其信號與腦脊液相對應，在增強的 T1WI 中總是可以清楚地顯示出來[110]。此外，造影劑的增強程度與腫瘤內血管生成模塊的活性有關[127, 128]。由於壞死和血管生成都是區分 GBM 和 LGG 的重要標準，因此對比增強的 T1WI 信號強度的測量應該是區分它們的關鍵決定因素。但是，有必要進一步研究其他 MR 序列在電腦輔助診斷系統中的作用，包括 T2、FLAIR、PWI、DWI 和 MRS。

根據用作區分每種類型的神經膠質瘤的常規診斷標準的影像特徵，所提出的電腦輔助診斷系統的局限性在於缺乏描述外接腫瘤邊緣和浸潤水平的形態學特徵。另外，在腫瘤內分離增強區域和其他區域以分析由增強的不規則環組成的異質性對於進一步分類將是有用的。不過，由於在分級系統中使用的亮度差已經在電腦輔助診斷系統中實現，並且比放射科醫師獲得了更好的分類，因此可以在電腦輔助診斷系統中設計一個互動式警報，該警報可以提供證據，而不僅僅是惡性可能性。將來的其他工作將是功能更強大的電腦輔助診斷系統，該系統可以像傳統診斷一樣將神經膠質瘤分類為更多等級。更多相關的影像特徵與更多的腦腫瘤相結合，以進行大量的統計分析。在我們的研究設計中，電腦輔助診斷系統為放射科醫師強調了一些相關的腫瘤性質，並估計了惡性程度。但是，正如美國食品和藥物管理局所建議的那樣，在放射線醫師進行第一次閱片之後，電腦輔助診斷是首選的第二閱片器[129]。在做出影像研究的最終結論之前，電腦輔助診斷的分析結果可以作為一個很好的參考。隨著該系統的不斷改進，我們相信電腦輔助診斷將成為放射科醫師的良好團隊。總之，這項研究評估了電腦輔助診斷系統對放射醫師對神經膠質瘤分級的效果。結果，由全域和局部亮度特徵組成的電腦輔助診斷系統幫助三位放射科醫師獲得了更好的 Az 值（p = 0.0011、0.0076 和 0.0167）。特別是，電腦輔助診斷系統比放射科醫師更好地識別了 3 級神經膠質瘤和 GBM 之間的影像差異。在臨床檢查中，建議的電腦輔助診斷系統可以提供有關神經膠質瘤分級的建議，以增強放射科醫師的可信度。

(四) 基於自發螢光支氣管鏡圖形識別的肺癌亞型分類

肺癌是全世界最常見的癌症，也是導致癌症死亡的主要原因[130, 131]。肺癌高死亡率的原因之一是早期檢測／診斷的困難，這導致在診斷出癌症的時間點往往已是晚期肺癌。近來在高風險患者中進行低劑量電腦斷層掃描(CT)篩檢可達到早期發現早期的周圍型肺癌,並顯著降低死亡率[132]。但是,低劑量 CT 篩檢無法檢測出支氣管內的病變,而透過支氣管鏡檢查仍舊是早期發現支氣管內/氣管病變的最重要方法[133, 134]。

由於使用傳統的白光支氣管鏡(white light bronchoscopy, WLB)偵測早期肺癌的檢出率低,因此新的支氣管鏡成像技術已被發展出來,包括自體螢光成像(autofluorescence imaging, AFI)和窄帶成像(narrow-band imaging, NBI),這些成像技術在檢測支氣管黏膜中的支氣管內惡性病變已變得非常重要[135-137]。此外,AFI 的優勢包括腫瘤的同步定位,能夠估計腫塊的範圍以及更好地估計切除範圍[138]。薈萃分析比較了 AFI 與 WLB 以及 AFI 加上 WLB 與 WLB 的差異,兩者均顯示出更高的檢測率和靈敏度,但特異性則不同[139]。

臨床上,晚期腺癌(adenocarcinoma, AC)和鱗狀細胞癌(squamous cell carcinoma,SCC)需要不同的治療選擇。在亞洲,晚期肺部 AC 中,表皮生長因子受體（EGFR）在較高比例的患者中發生突變，並且對 EGFR 酪氨酸激酶抑制劑（EGFRTKIs）的反應良好[140, 141]。由於治療選擇的多樣性，正確組織類型的確認是決定肺癌患者最佳治療方法的第一步，隨後是肺癌的分子診斷專家小組進一步會診。使用免疫組化（IHC）確認正確的組織類型是最常用的方法，但需要幾天的時間。在通過支氣管鏡檢查發現患有支氣管內病變的肺癌患者中，初始支氣管鏡檢查影像可能有助於診斷組織類型，並有助於後續的癌症分期和治療。然而，支氣管鏡檢查的主要局限性在於不同觀察者之間的差異[142]。從支氣管鏡中擷取診斷影像特徵以得到更完整的腫瘤特徵可能是有用的。因此，使用電腦輔助診斷可能是提供客觀診斷建議的實用方法。在擷取出量化的影像特徵並將它們組合在邏輯迴歸分類器中，便能藉由機率對不同的類型進行模型的建立和呈現[143, 144]。到目前為止，還沒有關於電腦輔助診斷系統是否可以幫助從 WLB 或 AFI 影像識別不同細胞類型的文獻。

曾經有文獻將電腦輔助診斷系統應用於 WLB

的正常粘膜和腫瘤的分類[145]。基於量化影像特徵可以達到 80%的準確度。而要介紹的這個研究則是第一個探索使用 AFI 來預測不同癌症類型的研究。在這項研究中，提出了一個電腦輔助診斷系統來分析自發螢光支氣管鏡檢查中多個色彩通道的紋理，以對肺癌類型進行分類，即 AC 和 SCC。原始影像的色彩空間經過了轉換，可以更好地解釋色彩資訊，並且與原始影像比較準確率的提升。另外，藉由對色彩紋理的分析，多種具互補性的特徵在邏輯迴歸分類器內進行了組合。電腦輔助診斷系統的建立有望為臨床上識別肺癌類型提供更客觀的建議。

1. 病患資訊

這項回顧性研究得到了醫院的機構審查委員會的批准。從 2015 年 9 月至 2017 年 4 月，使用 BF-F260（奧林帕斯光學公司生產）對 70 名患者進行了檢查。在這些病例中，有 36 例黏膜正常，而 34 例在 WLB 和 AFI 的觀察下呈現陽性。隨後以支氣管鏡活檢對 34 例異常黏膜樣本進行病理診斷。其中，只有 23 例支氣管內腫瘤可以被 WLB 和 AFI 清楚地識別，而不會因出血而混淆。由於取樣有限，因此也排除了兩例小細胞癌患者，兩例未知癌和一例氣管腫瘤。患者數據庫的人口統計資訊為 12 位 AC 患者（42-83 歲）和 11 位 SCC 患者（50-90 歲）。圖 22 顯示了 AC 和 SCC 的示例。

為了描繪 AFI 中的腫瘤區域，背景的氣道粘膜應呈現綠色且紋理一致，沒有分泌物或血液。AFI 檢測到非綠色的任何異常或非典型的色彩呈現都被劃定為疑似腫瘤區域，需要進一步處理。

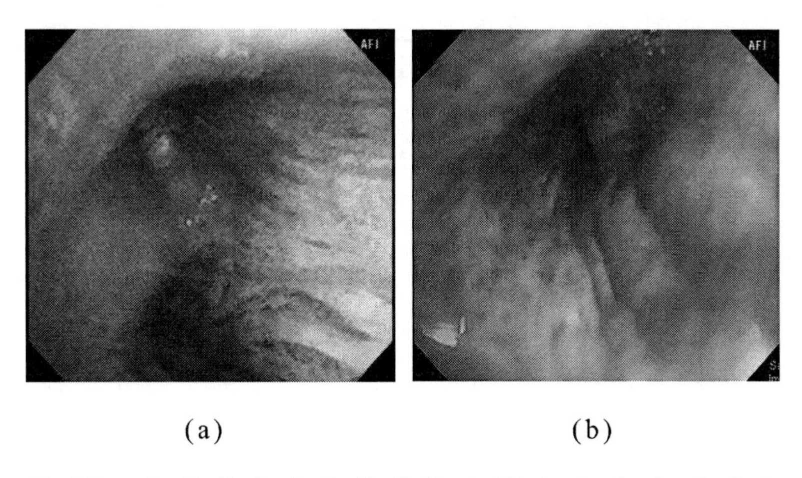

(a) (b)

圖 22　自體螢光支氣管鏡檢查顯示的（a）腺癌和（b）鱗狀細胞癌的實例。

2. 多通道特徵

常規的電腦輔助診斷系統以灰階量化醫學影像的特徵[146, 147]。這些醫學影像包括電腦斷層、超音波、核磁共振成像等。電腦輔助診斷系統專注於病變的亮度變化以及病變與背景組織之間的亮度對比，而可以在對良性和惡性腫瘤進行分類時獲得相當大的準確性。在這項研究中，通過 AFI 的彩色影像來顯示肺組織並檢測肺癌。為了利用有意義的色彩資訊，從彩色通道中擷取多通道特徵以進行組織特徵的呈現。第一步就是將不直觀的紅色（R)、綠色(G)和藍色(B)通道轉換為更好描述的色相(H)、飽和度（S）和明度（V)。然後，分別從 H、S 和 V 通道中擷取紋理特徵。

3. HSV 轉換

色彩資訊在以 AFI 檢測異常組織時扮演著無可替代的角色。色彩空間的選擇會對處理結果產生決定性地影響。RGB 色彩空間原本就是由 AFI 等彩色相機的感光元件所產生的。但是，其他色彩模型(例如 HSV 色彩空間)卻更適合用來擷取影像中的更多表達性色彩以進行後續分析[148]。HSV 在此時是有用的色彩模型之一，它可以通過色相，飽和度和明度三個通道定義色彩。色相可表示影像的螢光部分。飽和度表示螢光程度，明度則是組織的亮度。從 HSV 色彩空間中擷取特徵可以為診斷惡性類型提供更重要的色彩資訊。圖 23 顯示了 HSV 色彩空間的組成。

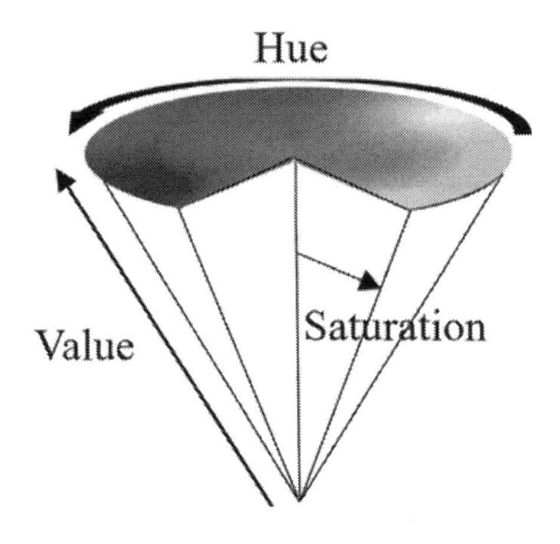

圖 23　HSV 色彩空間由色調（H），飽和度（S）和明度（V）通道組成。

4. 紋理特徵

紋理分析被廣泛用於醫學影像中的模式識別[146, 147]。大多數的影像輔助診斷系統會從灰階值呈現的超音波或MRI圖案中擷取紋理資訊。結合紋理特徵後，分類器就可以辨識良性和惡性腫瘤的圖案差異。基於先前研究的成功[146, 147]，本研究進一步從 HSV 彩色通道中擷取了紋理特徵以對惡性類型進行分類。在自體螢光支氣管鏡中劃定腫瘤區域後，分析腫瘤區域內的組織特徵。

被輪廓包圍的腫瘤區域是一個包含有相似的生物結構叢集並顯示為螢光。接著擷取螢光色彩紋理以分析各個通道（即 H，S 和 V）中像素值之間的相關性。在每個通道中，灰階共生矩陣（GLCM）[86]通過掃描每個像素及其相鄰像素描述了二階統計量，共生矩陣 $P = [p(i, j \mid d, \theta)]$構造為顯示距離 d 和方向 θ 上兩個相鄰像素共同出現的頻率。灰階像素值分別為 i 和 j。在實做中的實驗數值為使用距離 $d = 1$ 和四個偏移方向 $\theta = 0°, 45°, 90°$和 $135°$（圖 24）。為了能夠旋轉不變性，將這四個方向合併為一個矩陣，下面列出的統計數據是從 GLCM 中可獲取的 14 個紋理特徵：

Autocorrelation =	$\sum_i \sum_j {(p_x - \mu_x)(p_y - \mu_y)}/{\sigma_x \sigma_y}$	(1)
Contrast =	$\sum_n n^2 \left\{ \sum_i \sum_j p\,(i,j) \right\}, \lvert i-j \rvert = n$	(2)
Correlation =	$\frac{\sum_i \sum_j (i-\mu_x)(j-\mu_y)p(i,j)}{\sigma_x \sigma_y}$	(3)
Cluster prominence =	$\sum_i \sum_j (i+j-\mu_x-\mu_y)^4 p(i,j)$	(4)
Cluster shade =	$\sum_i \sum_j (i+j-\mu_x-\mu_y)^3 p(i,j)$	(5)
Dissimilarity =	$\sum_i \sum_j p(i,j) \lvert i-j \rvert$	(6)
Energy =	$\sum_i \sum_j p(i,j)^2$	(7)
Entropy =	$-\sum_i \sum_j p(i,j) \log(p(i,j))$	(8)
Homogeneity =	$-\sum_i \sum_j \frac{1}{1+i-j} p(i,j)$	(9)

Difference variance =	$\sum_i i^2 p_{x-y}(i)$	(10)
Difference entropy =	$-\sum_i p_{x+y}(i)\log(p_{x+y}(i))$	(11)
Information measure of correlation =	$\frac{HXY - HXY1}{max\{HX, HY\}}$ $HXY = (8),$ $HXY1 = -\sum_i \sum_j p(i,j)\log(p_x(i)p_y(j))$ $HX = entropy\ of\ p_x,$ $HY = entropy\ of\ p_y$	(12)
Inverse difference normalized =	$\sum_i \sum_j \frac{1}{1+\lvert i-j \rvert} p(i,j)$	(13)
Inverse difference moment =	$\sum_i \sum_j \frac{1}{1+(i-j)^2} p(i,j)$	(14)

方程式中的 μ_x, μ_y, σ_x, 與 σ_y 是 $p(i,j|d,\theta)$的平均值和標準差(SD)

$$\mu_x = \sum_i i \sum_j p(i,j), \mu_y = \sum_j j \sum_i p(i,j)$$	(15)
$$\sigma_x^2 = \sum_i (i - u_x)^2 \sum_j p(i,j), \sigma_y^2 = \sum_j (j - u_y)^2 \sum_i p(i,j)$$	(16)

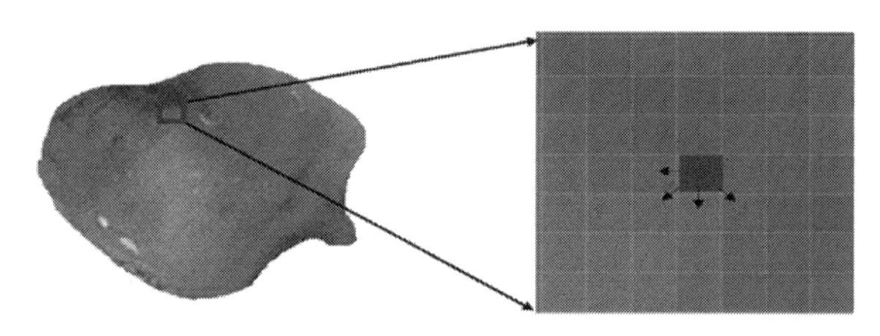

圖 24　在距離=1 的四個方向上分析了相鄰像素之間的空間相關性：0°，45°，90°和 135°。

5. 統計分析

多通道特徵是否在區分惡性類型方面有統計上的意義，是需要進行評估的。這項研究首先使用 Kolmogorov–Smirnov test [91]來確定特徵是否呈常態分佈。根據測試出來的常態分佈或非常態分佈結果，使用相應的 Student t-test [91]和 Mann–Whitney U-test [91]來測試特徵是否有統計上的顯著意義。在結果顯示中，若特徵 p 值<0.05 則代表其在分辨

惡性類型時在統計上有顯著差異。在建立預測模型時，將從 HSV 通道擷取的紋理特徵進行分組。利用二元邏輯迴歸模型[88]中的向後消除，每次僅消除一個特徵。此時具有最小預測殘差平方和的特徵會先被消除。

在訓練階段，具有最低的錯誤率的子集特徵會被視為與腫瘤診斷最相關。接著，以留一法交叉驗證方法[90, 149]驗證其效能。留一法交叉驗證是一種 k 倍交叉驗證，其中 k 等於收集到的病例數。在每次迭代中，將 k-1 用於訓練，然後以剩下的一個病例用來測試模型。準確率的估計值幾乎是不會有偏差的，但可能會有很大的差異。交叉驗證方法被廣泛應用於當收集的案例很少的時候。分類器的正確答案是依照活檢證實的病變形態。在邏輯迴歸之後，根據腫瘤的特徵，每個腫瘤會產生一個預測的惡性機率。此機率的閾值可被依據來對腫瘤類型進行分類。因此，可以獲得五個效能指標，包括準確性，敏感性，特異性，陽性預測值（PPV）和陰性預測值（NPV）。SPSS 軟體中的卡方檢驗（Windows 版本 16）用來判斷兩個特徵集之間的效能差異。接收者操作特徵曲線（ROC）代表靈敏度和特異性之間的折衷。ROC 曲線下的面積 Az 是通過 ROCKIT 軟體(美國芝加哥大學)的雙變量卡方檢驗進行測試的。

6. 結果

這項研究提出使用 HSV 色彩空間擷取紋理特徵以區分自發螢光支氣管鏡影像中的惡性類型。在實驗中，比較了 HSV 特徵和 RGB 特徵的效能，以證明 HSV 所擁有的色彩資訊能夠進行分類。總共有 42 個特徵（每個通道 14 個）被計算出來。其中，兩個 HSV 特徵（包括 S 通道的 information measure of the correlation 和 V 通道的 correlation）具有顯著的 p 值<0.05，如表 9 所示。接著僅將這兩個特徵組合到分類器中建立預測模型的準確度為 83%（19／23），靈敏度為 73%（8／11），特異性為 92%（11／12），Az = 0.82。對於 RGB 特徵，R 和 G 中的 information measure of the correlation 也是有顯著差異（表 10）。結合這些特徵，可以達到 57%（13／23）的準確度，73

%（8／11）的靈敏度，42%（5／12）的特異性，Az = 0.67。在比較中，HSV 特徵具有比 RGB 特徵明顯更好的特異性（p 值= 0.0094）。在 12 例 AC 病例中，只有一種被錯誤分類，機率為 90%（機率大於 50%的病例被認為是 SCC）。靈敏度和特異性之間的權衡取捨於 ROC 曲線。

表 9　使用 Student t-test 評估的顯著 HSV 紋理特徵和相應的 p 值

Feature	AC	SCC	*p*
	Mean±SD	Mean±SD	value
Information measure of correlation (S)	-0.854±0.015	-0.821±0.039	<0.05*
Correlation (V)	0.984±0.003	0.976±0.013	<0.05*

* p 值<0.05 表示具有統計上的顯著性差異。

AC，腺癌；SCC，鱗狀細胞癌；S，飽和度；V，明度；SD，標準偏差。

表 10　使用 Student t-test 評估的顯著 RGB 紋理特徵和相應的 p 值

Feature	AC	SCC	*p* value
	Mean±SD	Mean±SD	
Information measure of correlation (R)	-0.866±0.017	-0.839±0.036	<0.05*
Information measure of correlation (G)	-0.845±0.037	-0.791±0.047	<0.05*

* p 值<0.05 表示具有統計上的顯著性差異。

AC，腺癌； SCC，鱗狀細胞癌；R，紅色；G，綠色；SD，標準偏差。

表 11　HSV 和 RGB 紋理特徵在分類肺癌類型中的效能比較

	HSV	RGB	HSV vs. RGB (*p* value)

Accuracy	83% (19／23)	57% (13／23)	0.0545
Sensitivity	73% (8／11)	73% (8／11)	1.0000
Specificity	92% (11／12)	42% (5／12)	0.0094*
Az	0.82	0.67	0.0715

* $p<0.05$ 表示具有統計上的顯著性差異。

7. 討論

AFI 可以提供支氣管內病變的早期檢測，但是以前沒有關於使用 AFI 區分病理學分類的研究。在這項研究中，我們使用新演算法的電腦輔助診斷從使用 AFI 數據進行不同病理類型的診斷。在臨床解釋中，這種方法可以節省後續病理診斷的時間。

與傳統的 WLB 相比，AFI 具有更好的靈敏度和特異性來檢測早期支氣管內病變。但是，對癌的原位和亞型進行分類時很大程度上取決於活檢標本的組織學檢查，而活檢標本只是異常組織的一部分。為了對惡性腫瘤類型進行更全面的評估，提出了基於 AFI 中色彩紋理特徵的電腦輔助診斷系統。另外，通過使用電腦輔助診斷系統，可以減少不同觀察者之間的觀察者間差異。實驗中，利用 HSV 轉換影像的 GLCM 紋理特徵，可以讓電腦輔助診斷系統達到了 83%（19／23）的準確率，73%（8／11）的靈敏度和 92%（11／12）的特異性，比傳統 RGB 特徵還要好。類似於人類對色彩的感知，HSV 模型將色彩的亮度分量（V）與色度分量（H 和 S）分開。色相是色彩類型，飽和度是指特定色相的強度。HSV 已廣泛用於自然影像處理中，包括分割、聚類和特徵生成。Sural 等人利用 HSV 開發了用於影像分割和色彩直方圖生成特徵的框架，這是基於內容的影像檢索的兩種重要的方法過程[150]。在醫學用途上，HSV 比 RGB 更適用於定義現有的創傷顏色[151]。此外，在數位顯微鏡影像的分割中使用 HSV 對急性淋巴細胞白血病的準確率超過 99%[152]。在我們的結果中，利用更直觀的 HSV 功能，可以更好地描述有關 AFI 中腫瘤特徵的診斷解釋，從而獲得更好的效能。

AFI 是醫院裡使用的一種新型成像方法，因此，這個初步研究是探索使用影像處理和邏輯迴歸分類器建立預測模型的第一項研究。只有惡性肺癌才被納入研究，這也限制了病例規模。由於實驗中可用的數據有限，因此沒有大量的患者可以用於調整分類器的訓練集和完全用於驗證的其他子集。取而代之的，這個初步研究使用留一法交叉驗證來評估所提議的電腦輔助診斷系統。其泛化能力在將來的實驗中應用於足夠多的患者後，可得到進一步確認。

與以前的使用 WLB 進行正常粘膜和腫瘤分類的電腦輔助診斷系統相比，本研究達到了相似的準確性（83%比 80%）。不同之處在於本研究在 AFI 中使用 HSV 紋理對不同類型的惡性腫瘤進行分類。儘管收集的影像病例數量有限，但區分惡性腫瘤類型更具挑戰性。對於分類錯誤的病例來說，可能是腫瘤區域的大小不明顯。由於影像分辨率不高，限制了在腫瘤區域中組織細節的展示，可能因此提供了不完整的診斷資訊。若病變發生在影像的邊界附近。同樣，缺少完整的腫瘤區域可能會導致錯誤的診斷。在將來的研究中，可以將自動病變檢測整合到建議的電腦輔助診斷系統中，以進行病變檢測和診斷。該系統可以提供一種新方式來同時警告用戶病變的位置及其所屬的類型。

(五) 量化彩色視網膜影像中的滲出液特徵以進行糖尿病視網膜病變的篩檢

隨著生活方式的改變，糖尿病已成為高度發達國家中最避而不談卻最危險的疾病。最近發現在北京市區裡 25%的糖尿病患者中普遍存在著糖尿病視網膜病變(diabetic retinopathy)[153]。氧化應激是糖尿病視網膜病變發展的關鍵因素[154]。長期糖尿病、高血壓、高血紅蛋白 A1c 值和較低的低密度脂蛋白膽固醇比率是糖尿病視網膜病變發生和發展的預兆[155]。糖尿病視網膜病變的診斷依據包括滲出液、微動脈瘤和出血。滲出液是位於感知視網膜和視網膜色素上皮細胞下方的黃色沉澱物，被認為是桿狀和錐狀細胞代謝的副產物。滲出液的出現代表了視力喪失的風險，特別是如果滲出液很多且很大時[156-158]。失明是糖尿病視網膜病變最嚴重的併發症，通常發生在沒有定期檢查的糖尿病患者中。因此，定期篩查以評估糖尿病視網膜病變進展至關重要。然而，已經被診斷出患有糖尿病並具有糖尿病視網膜病變潛在風險的患者太多了，因此眼科醫師可能難以進行常規篩查。

隨著影像處理技術的發展，電腦輔助診斷(computer-aided diagnosis)系統已廣泛用於組織分類[116, 159]。特別是，在篩選過程中，電腦輔助診斷系統可以在進行實體檢查之前檢測到潛在的病變，從而加快了對大量數據的審查。通過電腦輔助診斷系統更早地檢測到病變，可以對糖尿病視網膜病變進展進行更合適的控制。一些電腦輔助診斷系統[160-163]只能對糖尿病視網膜病變進行分類，並且缺乏可以有效區分滲出物與正常組織的影像特徵。其他系統[164, 165]使用局部方差或 Kirsch 特徵來估計候選者患病的風險。超過某個臨界門檻值就會被認為是有利的特徵。像素級別的特徵包括標準差（SD)、像素強度和色相值，也已被提出用於分類病變[166-168]。此外，Giancardo 等人[169]提出了一種影像級別的分類方法，將影像分類為正常或表現為糖尿病性黃斑水腫。臨床上，滲出液會降低視網膜敏感性[170]，並可以預測糖尿病性黃斑水腫的發展和視力的下降[171]。因此，在這項研究中，提出了一種電腦輔助診斷系統，通過對滲出液的檢測和表徵來診斷糖尿病視網膜病變。根據視覺差異，彩色視網膜影像中的組織會被分為許多區域。隨後的特徵擷取將用於表徵正常組織和病變之間的差異。最後，通過在人工智慧分類器中結合定量特徵來生成預測模型。診斷結果也可以用於評估影像中的滲出液特徵。

1. 滲出液資料庫

在這項研究中，e-ophtha EX 是用來評估電腦輔助診斷系統的資料庫（http：//www.adcis.net/cn/Download-Third-Party/E-Ophtha.html）。該資料庫由 Assistance Publique-Hopitaux de Paris 提供，是從 OPHDIAT 遠程醫療網路中生成的，該網路包括 30 多個中心。由於所使用的設備不同而無法避免影像大小（從 1440×960 到 2544×1696 像素）和影像品質的差異，所涉及的眼科醫師遵循通用規格以獲取彩色視網膜影像。從 45°視角觀察影像，並以 JPEG 文件格式記錄。有三個 8 位元色彩通道，即紅色、綠色和藍色。總共 47 個包含滲出液的影像和 35 個正常影像構成了影像資料庫。兩名眼科醫師對滲出液的位置達成共識並進行標記。完整地從實際臨床情況中獲取影像，並由專家診斷出糖尿病視網膜病變。圖 25 顯示滲出影像和正常影像的示例。

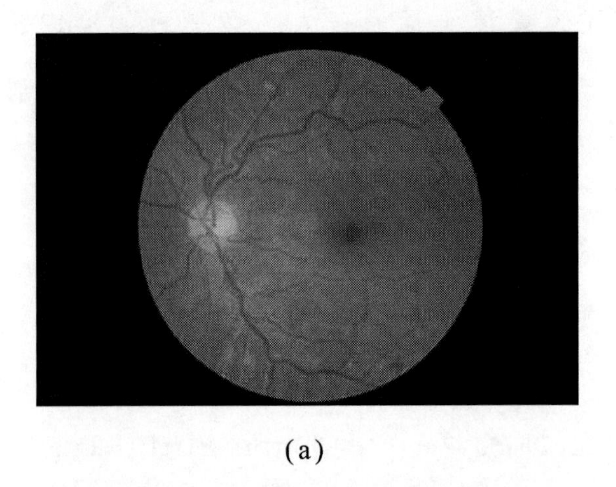

(a)

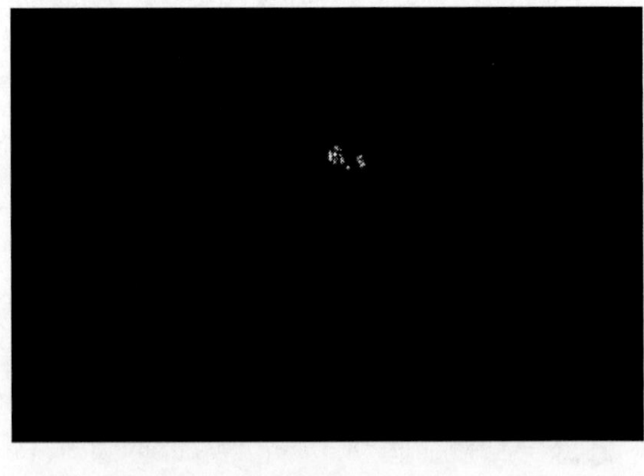

(b)

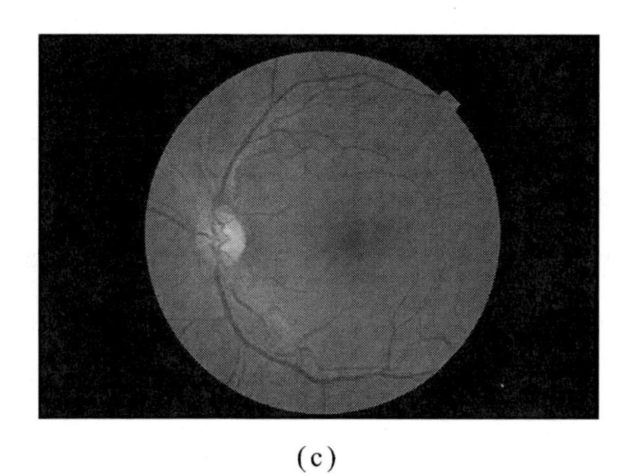

(c)

圖 25 滲出液影像和正常影像的示例。(a) 帶有滲出液的視網膜影像。(b)(a) 中的滲出液區域。(c) 正常影像無滲出。

2. 滲出液檢測

每個獲取的彩色視網膜影像由上述三個紅色、綠色和藍色通道組成。影像本身的色彩分布可以提供檢測感興趣區域是否具有某種顏色的直接表示。但是，根據不同的採集環境和患者，目標滲出液可能具有各種顏色外觀。相比之下，亮度變化是滲出物更普遍的特性。亮度對比的不連續變化可以觀察到物體的輪廓。基於這些觀察，在這項研究中，提出了以局部區域中的相對亮度檢測潛在的滲出液。

為了擷取足夠的亮度資訊並避免不必要的計算，彩色影像中的綠色通道被進一步處理出來。如圖 26 所示，綠色通道比其他兩個通道提供更詳細的資訊。然後在這種影像下，再去除彩色視網膜影像中固有的某些物體，以減少干擾。因此，從綠色通道中過濾或檢測血管和視網膜圓盤後，將其去除。隨後使用描述亮度標準差變化的區域 SD 圖擷取出可能的滲出物。然後從候選對象中獲得更多定量的影像特徵，以進行下一步分類。

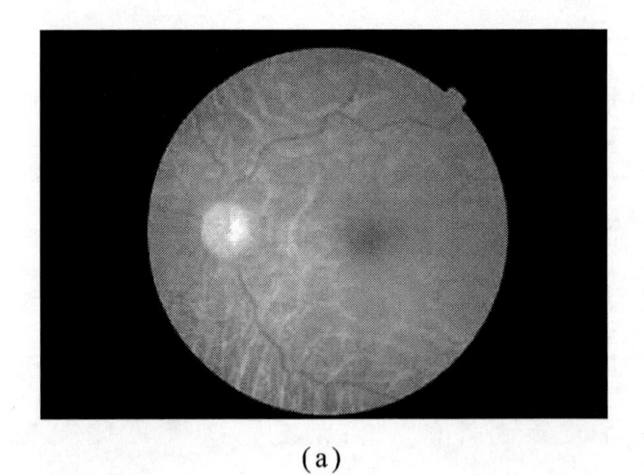

(a)

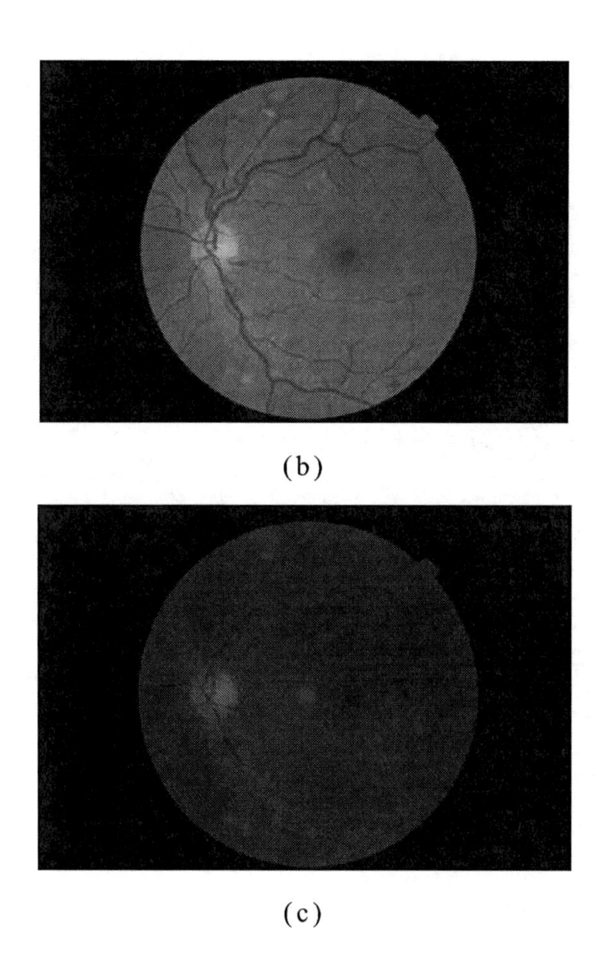

(b)

(c)

圖 26　由(a)紅色，(b)綠色和(c)藍色通道組成的彩色視網膜影像。

3. 去除血管

血管和背景組織之間的亮度梯度值很高，表示亮度有很大變化。這可能會導致血管被錯誤識別為滲出液。先前的研究集中在識別和分割視網膜影像中的血管結構作為定量臨床特徵。但是，此過程很耗時。在這項研究中，使用了一種相對有效的形態學修復方法[172]以從綠色通道中刪除具有深色外觀的對象(例如血管):

$$I' = O_s(C_s(I)) \qquad (1)$$

$$I_{inpaint} = I \nabla I' \qquad (2)$$

其中 I 是原始影像，O_s和 C_s是分別具有結構元素 S 的開閉操作。為了確保參數盡可能類似於血管的特性，採用六邊形各向同性形狀的大小等於血管寬度。進行形態學處理後，最小上界運算元是用來保留明亮的結構(例如滲出液)並去除黑暗的結構(例如血管)。圖 27 顯示了去除血管後的視網膜影像。

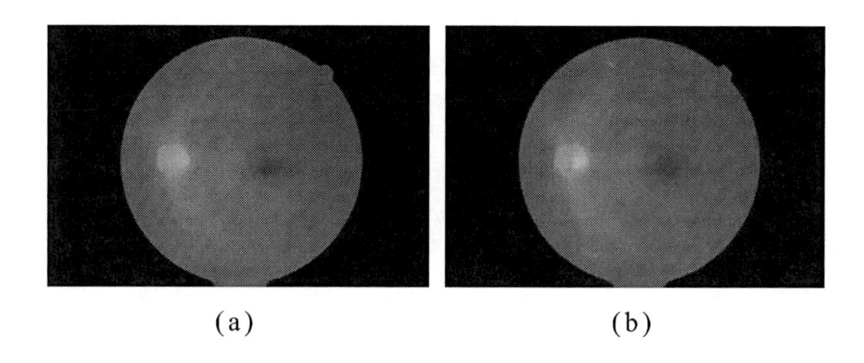

(a) (b)

圖 27　通過使用(a)形態學和(b)最小上界運算元去除血管的視網膜影像，同時保留潛在的滲出液。

4. 去除視網膜圓盤

去除深色結構後，應將明亮物體其強度類似於滲出液的視網膜圓盤去除。在綠色通道中可以發現到視網膜圓盤的特徵，包括亮度和圓度。因此，使用霍夫變換(用來識別適合一組給定邊線的曲線的方法) [173]來檢測圓形物體。使用 Canny 邊緣檢測 [173] (識別沿梯度方向的二階導數的零交叉點)用於將幅度繪製為輪廓。如圖 28(a)所示。然後使用霍夫變換評估檢測到的邊緣，以去除圓形物體。

$$x = a + R\cos(\theta)$$

$$y = b + R\sin(\theta) \qquad (3)$$

其中 R 是半徑，它是影像寬度的 1／16–1／10，(a，b)是物體圓心的座標，可以從落在以(x，y)為中心的半徑 R 的圓上的空間獲得。從轉換中檢測出滿足要求的前 10 個區域。再使用視網膜圓盤的另一特徵，即亮度水平，將 10 個區域中最亮的區域視為視網膜圓盤，如圖 28 中的(b)和(C)圓圈區域所示。

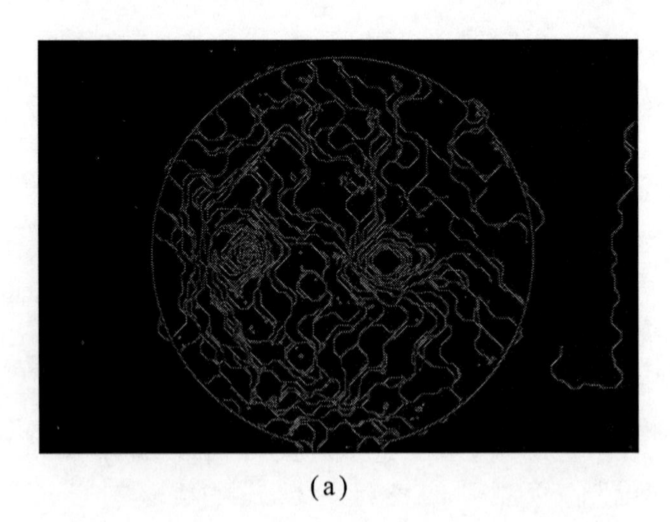

(a)

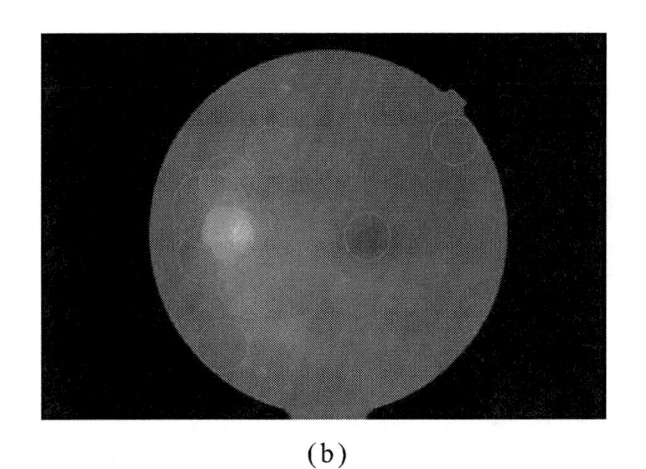

(b)

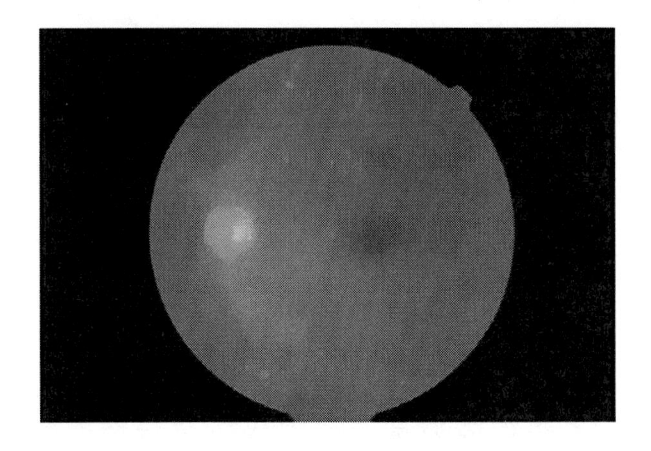

(c)

圖 28　使用 Canny 邊緣檢測器和霍夫變換檢測視網膜圓盤。(a)梯度幅度顯示為邊緣點(白線)。(b)十個具有圓形邊緣的區域。(c)在綠色通道檢測到的視網膜圓盤。

5. 特徵擷取

除去血管和視網膜圓盤後，在剩餘區域中，使用大小為 3×3 的移動視窗來估計區域中的 SD 得到局部亮度變化。SD 大於 3.5 的區域都會被採集，並使用後續的連接性判斷將這些區域再分為幾個區域。從結果觀察，移除了反射或假影所佔的大區域，因為該區域佔據的範圍很廣，大大超出了正常滲出物的範圍。其他區域構成了最終的滲出物候選者。接著，從候選者中擷取了六個定量特徵，包括面積和亮度屬性，以進行進一步的統計分析。區域特徵有三個分別是區域數量（RNum)、最大區域面積（AMax）和總面積之和（ATotal)。三個亮度特徵是平均灰度值（BAvg)、區域的 SD 值（BSDAvg）以及區域與整個視網膜影像之間的平均灰度差（BDiff)。然後評估單個特徵或所有特徵的組合，以確定它們是否可用於區分滲出影像和正常影像。

6. 統計分析

為了確定某個特徵是否具有常態分佈，首先使用 Kolmogorov–Smirnov 檢驗對特徵的值分佈進行了測試[91]。隨後使用 Student's t 檢驗[91]分析具有常態分佈的特徵，以評估它們是否可以區分滲出影像和常態影像。使用 Mann-Whitney U 檢驗評估了具有非常態分佈的特徵[91]。統計顯著性設定為 $p<0.05$。為了從互補能力中受益，將特徵組合在二元邏輯迴歸分類器中。在逐步向後消除之後，將具有最小錯誤率的特徵子集確定為與滲出影像和常態影像之間最相關的特徵。使用留一法交叉驗證[91]，評估了使用這些功能生成的預測模型的泛用性。在每次迭代中，從總共 K 個案例中選擇一個案例，並用於測試由剩餘的 K-1 個案例建立的模型。

五個效能指標，即準確性、敏感性、特異性、陽性預測值（PPV）和陰性預測值（NPV），用於評估所提出的電腦輔助診斷系統。在預測模型中，將 $p\geq0.5$ 的情況視為滲出影像。使用適用於 Windows 的 SPSS 版本 16（SPSS，美國伊利諾伊州芝加哥）進行統計測試。

7. 結果

如表 12 所示，發現使用 Mann-Whitney U 檢驗

評估的所有六個特徵在區分滲出物影像和正常影像方面均具有統計意義(所有 p 均<0.001)。在邏輯迴歸分類器中進一步選擇特徵表明 BSDAvg 是最相關的特徵。利用此功能，提出的電腦輔助診斷系統實現了 83%的準確度、85%的靈敏度、80%的特異性、85%的 PPV 和 80%的 NPV(表 13)。

表 12　使用 Mann-Whitney U 檢驗評估的六個區域特徵的統計分析結果

Feature	Normal (median)	Exudate (median)	*p* value
R_{Num}	0	7	<0.001*
A_{Max}	0	381	<0.001*
A_{Total}	0	947	<0.001*
B_{Avg}	0	72.55	<0.001*
BSD_{Avg}	0	4.30	<0.001*
B_{Diff}	0	21.75	<0.001*

*$p<0.05$ 表示統計上的顯著差異。

表 13　建議的電腦輔助診斷系統在彩色視網膜影像中診斷滲出液的效能

	Accuracy	Sensitivity	Specificity	PPV	NPV
電腦輔助診斷	83% (68/82)	85% (40/47)	80% (28/35)	85% (40/47)	80% (28/35)

因為我們的重點是篩選出滲出液，所以本研究的主要目的是實現高靈敏度的滲出液檢測。圖 29(a) 顯示了由電腦輔助診斷系統誤分類為正常影像的滲出液影像的示例。圖 29(b)示出了眼科醫師劃定的滲出液做為標準答案。所以以此例而言，在實驗中未發現這些病變。儘管如此，提出的電腦輔助診斷系統仍實現了 83% 的整體準確度和 85% 的靈敏度。

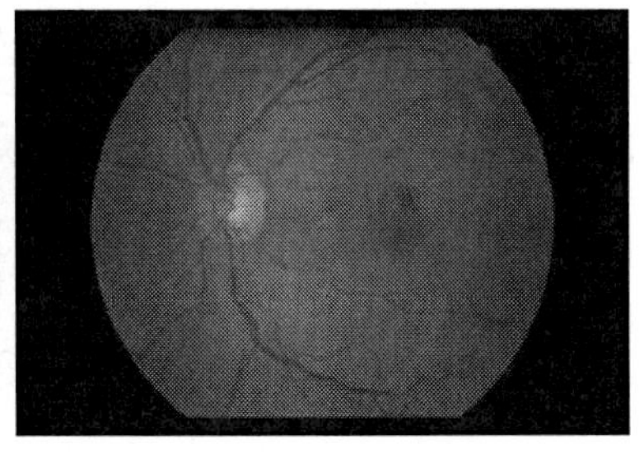

(a)　(b)

圖 29　滲出液影像分類錯誤的示例。(a) 帶有滲出

液的原始彩色視網膜影像。(b)眼科醫師劃定的滲出液,作為實驗中的標準答案。

8. 討論

在這項研究中,提出了一種根據影像特徵診斷彩色眼底影像中視網膜滲出液的全自動方法。眼底攝影術是檢測各種視網膜病變中滲出物的最常用工具。但是,通過眼底照片檢測滲出液取決於檢查者的經驗,由於滲出液對比度低,可能會遺漏早期缺陷。因此,在這項研究中,開發了一種自動算法來篩選糖尿病視網膜病變,以減少眼科醫師的工作量。結果表明,該算法是一種有前途的滲出液檢測方法。在早期糖尿病視網膜病變中,潛在的滲出液可能顯示出低對比度或微小的結構。因此,細微的異常可能會被忽略,從而導致糖尿病視網膜病變的漏診。利用面積和亮度特性等定量特徵,專為滲出液檢測設計的電腦輔助診斷系統實現了 83%的準確度、85%的靈敏度、80%的特異性、85%的 PPV 和 80%的 NPV。

先前的研究已經開發出用於檢測滲出液的其他

方法。劉等人[174]使用了從位置到分割的策略，用於彩色視網膜底影像的自動滲出液分割。該策略包括三個階段：解剖結構去除、滲出液定位和滲出液分割。結果表明，該策略實現了 76%的靈敏度和 75%的 PPV。 Jaya 等人[175]提出了一種模糊支持向量機（FSVM）分類器來檢測眼底影像中的硬性滲出物。通過使用基於圓形霍夫變換的形態學運算，對彩色眼底影像中的視網膜圓盤進行分割，以避免誤報。使用 FSVM 和功能集的最佳組合，接收器工作特性曲線下的面積達到 0.9606，對應於 94%的靈敏度和 90%的特異性。與以前的影像處理程序相似，在我們提出的算法中，在第一階段中刪除了其他結構（例如視網膜圓盤）。在特徵擷取和分類之後，通過文獻中提出的不同方法實現的靈敏度從 76%到 94%不等，這可能是由於所用影像資料庫的差異引起的。

在這項研究中提出的六個影像特徵明顯區分了 35 個正常影像和 47 個包含滲出液的影像。在這些功能中，發現 BSDAvg（區域灰度值的 SD）是最相關的分類特徵。該結果對應於實驗假設，即滲出液具有可觀察到的局部亮度變化。該功能基於視網膜影像中滲出液與背景組織之間的相對差異，可應用於各種影像採集環境。以單一特徵達到83%的準確度意味著我們的電腦輔助診斷系統節省了時間，因此可以越來越多地應用於一般臨床情況。但是，對電腦輔助診斷系統的評估顯示，圖29中的滲出液影像分類不正確，其中滲出液的結構很小，亮度變化不明顯。為了將來改善系統的診斷效能，增加局部亮度的對比度增強濾鏡將很有幫助。此外，應開發更多定量的影像特徵以額外減少誤報。然而，根據研究結果，建立的用於診斷糖尿病視網膜病變的自動方法易於使用，並且對於篩查目的是有效的。

貳、參考文獻

[1] R. Van Zwol et al., "Faceted exploration of image search results," *in Proceedings of the 19th international conference on World wide web*, 2010: ACM, pp. 961-970.

[2] G. Strong, O. Hoeber, and M. Gong, "Visual image browsing and exploration (Vibe): User evaluations of image search tasks," *in International Conference on Active Media Technology*, 2010: Springer, pp. 424-435.

[3] K. K. Matusiak, "Information seeking behavior in digital image collections: A cognitive approach," *The Journal of Academic Librarianship*, vol. 32, no. 5, pp. 479-488, 2006.

[4] E. Alpaydin, *Introduction to machine learning*. MIT press, 2009.

[5] A. Krizhevsky, I. Sutskever, and G. E. Hinton, "Imagenet classification with deep convolutional neural networks," in *Advances in neural information processing systems*, 2012, pp. 1097-1105.

[6] X. Xia, C. Xu, and B. Nan, "Inception-v3 for flower classification," in *2017 2nd International Conference on Image, Vision and Computing (ICIVC)*, 2017: IEEE, pp. 783-787.

[7] D. Silver et al., "Mastering the game of Go with deep neural networks and tree search," *nature*, vol. 529, no. 7587, p. 484, 2016.

[8] B. Biegel and J. Kurose, "The National Artificial Intelligence Research and Development Strategic Plan," *Washington, DC: White House*, pp. 8-40, 2016.

[9] E. Felten, "Preparing for the future of artificial intelligence," *Washington DC: The White House, May*, vol. 3, 2016.

[10] W. House, "Artificial intelligence, automation, and the economy," *Executive office of the President. https://obamawhitehouse. archives. gov/sites/whitehouse. gov/files/documents/Artificial-Intelligence-Automation-Economy. PDF*, 2016.

[11] 吳若瑋, "美中貿易爭端的進展與影響," ***經濟前瞻***, no. 179, pp. 47-52, 2018.

[12] J. Bughin, J. Seong, J. Manyika, M. Chui, and R. Joshi, "Notes from the AI frontier: Modeling the impact of AI on the world economy," *Mckinsey Global Institute*, 2018.

[13] V. Gulshan et al., "Development and validation of a deep learning algorithm for detection of diabetic retinopathy in retinal fundus photographs," *Jama*, vol. 316, no. 22, pp. 2402-2410, 2016.

[14] A. Esteva et al., "Dermatologist-level classification of skin cancer with deep neural networks," *Nature*, vol. 542, no. 7639, p. 115, 2017.

[15] "衛生福利部中央健康保險署-重要統計資料," 2017.

[16] W. K. Moon et al., "Quantitative analysis for breast density estimation in low dose chest CT scans," *Journal of medical systems*, vol. 38, no. 3, p. 21, 2014.

[17] W. K. Moon et al., "Computer-aided diagnosis of breast masses using quantified BI-RADS findings," *Computer methods and programs in biomedicine*, vol. 111, no. 1, pp. 84-92, 2013.

[18] W. K. Moon, C.-M. Lo, J. M. Chang, C.-S. Huang, J.-H. Chen, and R.-F. Chang, "Quantitative ultrasound analysis for classification of BI-RADS category 3 breast masses," *Journal of digital imaging*, vol. 26, no. 6, pp. 1091-1098, 2013.

[19] C.-M. Lo, W. K. Moon, C.-S. Huang, J.-H. Chen, M.-C. Yang, and R.-F. Chang, "Intensity-invariant texture analysis for classification of bi-rads category 3 breast masses," *Ultrasound in medicine & biology*, vol. 41, no. 7, pp. 2039-2048, 2015.

[20] D. D. Adler, P. L. Carson, J. M. Rubin, and D. Quinn-Reid, "Doppler ultrasound color flow imaging in the study of breast cancer: preliminary findings," *Ultrasound in medicine & biology*, vol. 16, no. 6, pp. 553-559, 1990.

[21] D. O. Cosgrove et al., "Breast diseases: color Doppler US in differential diagnosis," *Radiology*, vol. 189, no. 1, pp. 99-104, 1993.

[22] C.-M. Lo, Y.-P. Chen, Y.-C. Chang, C. Lo, C.-S. Huang, and R.-F. Chang, "Computer-aided strain evaluation for acoustic radiation force impulse imaging of breast masses," *Ultrasonic imaging*, vol. 36, no. 3, pp. 151-166, 2014.

[23] C.-M. Lo, Y.-C. Chang, Y.-W. Yang, C.-S. Huang, and R.-F. Chang, "Quantitative breast mass classification based on the integration of B-mode features and strain features in elastography," *Computers in biology and medicine*, vol. 64, pp. 91-100, 2015.

[24] R.-F. Chang, H.-H. Chen, Y.-C. Chang, C.-S. Huang, J.-H. Chen, and C.-M. Lo, "Quantification of breast tumor heterogeneity for ER status, HER2 status, and TN molecular subtype evaluation on DCE-MRI," *Magnetic resonance imaging*, vol. 34, no. 6, pp. 809-819, 2016.

[25] C.-M. Lo et al., "Multi-dimensional tumor detection in automated whole breast ultrasound using topographic watershed," *IEEE transactions on medical imaging*, vol. 33, no. 7, pp. 1503-1511, 2014.

[26] R. F. Chang et al., "Quantitative analysis of breast echotexture patterns in automated breast ultrasound images," *Medical physics*, vol. 42, no. 8, pp. 4566-4578, 2015.

[27] C.-M. Lo et al., "Feasibility Testing: Three-dimensional Tumor Mapping in Different Orientations of Automated Breast Ultrasound," *Ultrasound in medicine & biology*, vol. 42, no. 5, pp. 1201-1210, 2016.

[28] C. Mitchell, A. Adebajo, E. Hay, and A. Carr, "Shoulder pain: diagnosis and management in primary care," *Bmj*, vol. 331, no. 7525, pp. 1124-1128, 2005.

[29] J. J. Luime et al., "Prevalence and incidence of shoulder pain in the general population; a systematic review," *Scand J Rheumatol*, vol.

33, no. 2, pp. 73-81, 2004.

[30] A. Hidalgo-Lozano, C. Fernández-de-las-Peñas, C. Alonso-Blanco, H.-Y. Ge, L. Arendt-Nielsen, and M. Arroyo-Morales, "Muscle trigger points and pressure pain hyperalgesia in the shoulder muscles in patients with unilateral shoulder impingement: a blinded, controlled study," *Experimental brain research*, vol. 202, no. 4, pp. 915-925, 2010.

[31] L. U. Bigliani and W. N. Levine, "Current concepts review-subacromial impingement syndrome," *J Bone Joint Surg Am*, vol. 79, no. 12, pp. 1854-68, 1997.

[32] J. Lewis, T. Tennent, D. MacAuley, and T. Best, "How effective are diagnostic tests for the assessment of rotator cuff disease of the shoulder," *Evidence Based Sports Medicine*, pp. 327-360, 2007.

[33] A. Yamamoto et al., "Prevalence and risk factors of a rotator cuff tear in the general

population," *Journal of Shoulder and Elbow Surgery*, vol. 19, no. 1, pp. 116-120, 2010.

[34] J. Milosavljevic, A. Elvin, and H. Rahme, "Ultrasonography of the rotator cuff: a comparison with arthroscopy in one-hundred-and-ninety consecutive cases," *Acta Radiologica*, vol. 46, no. 8, pp. 858-865, 2005.

[35] G. A. Naqvi, M. Jadaan, and P. Harrington, "Accuracy of ultrasonography and magnetic resonance imaging for detection of full thickness rotator cuff tears," *International journal of shoulder surgery*, vol. 3, no. 4, p. 94, 2009.

[36] R. J. Murphy, M. T. Daines, A. J. Carr, and J. L. Rees, "An independent learning method for orthopaedic surgeons performing shoulder ultrasound to identify full-thickness tears of the rotator cuff," *JBJS*, vol. 95, no. 3, pp. 266-272, 2013.

[37] P. J. O'Connor, J. Rankine, W. W. Gibbon, A.

Richardson, F. Winter, and J. H. Miller, "Interobserver variation in sonography of the painful shoulder," *J Clin Ultrasound*, vol. 33, no. 2, pp. 53-6, Feb 2005.

[38] H. B. Park, A. Yokota, H. S. Gill, G. El Rassi, and E. G. McFarland, "Diagnostic accuracy of clinical tests for the different degrees of subacromial impingement syndrome," *J Bone Joint Surg Am*, vol. 87, no. 7, pp. 1446-55, Jul 2005.

[39] T. Smith, T. Back, A. Toms, and C. Hing, "Diagnostic accuracy of ultrasound for rotator cuff tears in adults: a systematic review and meta-analysis," *Clinical radiology*, vol. 66, no. 11, pp. 1036-1048, 2011.

[40] M. T. van Holsbeeck et al., "US depiction of partial-thickness tear of the rotator cuff," *Radiology*, vol. 197, no. 2, pp. 443-446, 1995.

[41] E. Alasaarela, J. Leppilahti, and M. Hakala, "Ultrasound and operative evaluation of arthritic shoulder joints," *Annals of the*

rheumatic diseases, vol. 57, no. 6, pp. 357-360, 1998.

[42] J. W. Read and M. Perko, "Shoulder ultrasound: diagnostic accuracy for impingement syndrome, rotator cuff tear, and biceps tendon pathology," *J Shoulder Elbow Surg*, vol. 7, no. 3, pp. 264-71, May-Jun 1998.

[43] C. Martin-Hervas, J. Romero, A. Navas-Acien, J. J. Reboiras, and L. Munuera, "Ultrasonographic and magnetic resonance images of rotator cuff lesions compared with arthroscopy or open surgery findings," *J Shoulder Elbow Surg*, vol. 10, no. 5, pp. 410-5, Sep-Oct 2001.

[44] C. S. Roberts, J. A. Walker, 2nd, and D. Seligson, "Diagnostic capabilities of shoulder ultrasonography in the detection of complete and partial rotator cuff tears," *Am J Orthop (Belle Mead NJ)*, vol. 30, no. 2, pp. 159-62, Feb 2001.

[45] S. A. Teefey, S. A. Hasan, W. D. Middleton, M.

Patel, R. W. Wright, and K. Yamaguchi, "Ultrasonography of the rotator cuff. A comparison of ultrasonographic and arthroscopic findings in one hundred consecutive cases," *J Bone Joint Surg Am*, vol. 82, no. 4, pp. 498-504, Apr 2000.

[46] D. Miller, A. Frost, A. Hall, C. Barton, I. Bhoora, and V. Kathuria, "A 'one-stop clinic' for the diagnosis and management of rotator cuff pathology: Getting the right diagnosis first time," *Int J Clin Pract*, vol. 62, no. 5, pp. 750-3, May 2008.

[47] T. O. Smith, T. Back, A. P. Toms, and C. B. Hing, "Diagnostic accuracy of ultrasound for rotator cuff tears in adults: a systematic review and meta-analysis," *Clin Radiol*, vol. 66, no. 11, pp. 1036-48, Nov 2011.

[48] T. Le Corroller, M. Cohen, R. Aswad, V. Pauly, and P. Champsaur, "Sonography of the painful shoulder: role of the operator's experience," *Skeletal radiology*, vol. 37, no. 11, pp. 979-986, 2008.

[49] W. D. Middleton, S. A. Teefey, and K. Yamaguchi, "Sonography of the rotator cuff: analysis of interobserver variability," *American Journal of Roentgenology*, vol. 183, no. 5, pp. 1465-1468, 2004.

[50] W. G. Flores, W. C. de Albuquerque Pereira, and A. F. C. Infantosi, "Improving classification performance of breast lesions on ultrasonography," *Pattern Recognition*, vol. 48, no. 4, pp. 1125-1136, 2015.

[51] T. T. d. Matta, W. C. d. A. Pereira, R. Radaelli, R. S. Pinto, and L. F. d. Oliveira, "Texture analysis of ultrasound images is a sensitive method to follow-up muscle damage induced by eccentric exercise," *Clinical Physiology and Functional Imaging*, 2017.

[52] S. Singh, J. Maxwell, J. A. Baker, J. L. Nicholas, and J. Y. Lo, "Computer-aided classification of breast masses: performance and interobserver variability of expert radiologists versus residents 1," *Radiology*, vol. 258, no. 1, pp. 73-80, 2011.

[53] T. Petranova et al., "Ultrasound of the shoulder," *Medical ultrasonography*, vol. 14, no. 2, p. 133, 2012.

[54] I. Beggs, "Shoulder ultrasound," in *Seminars in Ultrasound, CT and MRI*, 2011, vol. 32, no. 2: Elsevier, pp. 101-113.

[55] G. Allen and D. Wilson, "Ultrasound of the shoulder," *European journal of ultrasound*, vol. 14, no. 1, pp. 3-9, 2001.

[56] M. Vlychou, Z. Dailiana, A. Fotiadou, M. Papanagiotou, I. Fezoulidis, and K. Malizos, "Symptomatic partial rotator cuff tears: diagnostic performance of ultrasound and magnetic resonance imaging with surgical correlation," *Acta radiologica*, vol. 50, no. 1, pp. 101-105, 2009.

[57] M. Kurol, H. Rahme, and S. Hilding, "Sonography for diagnosis of rotator cuff tear: comparison with observations at surgery in 58 shoulders," *Acta orthopaedica Scandinavica*, vol. 62, no. 5, pp. 465-467, 1991.

[58] W. K. Moon, C.-M. Lo, C.-S. Huang, J.-H. Chen, and R.-F. Chang, "Computer-aided diagnosis based on speckle patterns in ultrasound images," *Ultrasound in medicine & biology*, vol. 38, no. 7, pp. 1251-1261, 2012.

[59] R. M. Haralick and K. Shanmugam, "Textural features for image classification," *IEEE Transactions on systems, man, and cybernetics*, no. 6, pp. 610-621, 1973.

[60] D. W. Hosmer and S. Lemeshow, "Introduction to the logistic regression model," *Applied Logistic Regression, Second Edition*, pp. 1-30, 2000.

[61] J. R. Landis and G. G. Koch, "The measurement of observer agreement for categorical data," *biometrics*, pp. 159-174, 1977.

[62] M.-H. Horng and S.-M. Chen, "Multi-class classification of ultrasonic supraspinatus images based on radial basis function neural network," *J Med Biol Eng*, vol. 29, no. 5, pp.

242-250, 2009.

[63] D. Miller, A. Frost, A. Hall, C. Barton, I. Bhoora, and V. Kathuria, "A ‘one-stop clinic’for the diagnosis and management of rotator cuff pathology: Getting the right diagnosis first time," *International journal of clinical practice*, vol. 62, no. 5, pp. 750-753, 2008.

[64] L. A. Mack, F. Matsen 3rd, R. Kilcoyne, P. Davies, and M. Sickler, "US evaluation of the rotator cuff," *Radiology*, vol. 157, no. 1, pp. 205-209, 1985.

[65] T. D. Brandt, B. Cardone, T. Grant, M. Post, and C. Weiss, "Rotator cuff sonography: a reassessment," *Radiology*, vol. 173, no. 2, pp. 323-327, 1989.

[66] M. Soble, A. Kaye, and R. Guay, "Rotator cuff tear: clinical experience with sonographic detection," *Radiology*, vol. 173, no. 2, pp. 319-321, 1989.

[67] S. N. Wiener and W. H. Seitz Jr, "Sonography

of the shoulder in patients with tears of the rotator cuff: accuracy and value for selecting surgical options," *AJR. American journal of roentgenology*, vol. 160, no. 1, pp. 103-107, 1993.

[68] J. W. Read and M. Perko, "Shoulder ultrasound: diagnostic accuracy for impingement syndrome, rotator cuff tear, and biceps tendon pathology," *Journal of Shoulder and Elbow Surgery*, vol. 7, no. 3, pp. 264-271, 1998.

[69] S. A. Teefey, S. A. Hasan, W. D. Middleton, M. Patel, R. W. Wright, and K. Yamaguchi, "Ultrasonography of the rotator cuff," *J Bone Joint Surg Am*, vol. 82, no. 4, pp. 498-498, 2000.

[70] C. Roberts, J. Walker 2nd, and D. Seligson, "Diagnostic capabilities of shoulder ultrasonography in the detection of complete and partial rotator cuff tears," *American journal of orthopedics (Belle Mead, NJ)*, vol. 30, no. 2, pp. 159-162, 2001.

[71] K. Kamwendo, S. Linton, and U. Moritz, "Neck and shoulder disorders in medical secretaries. Part I. Pain prevalence and risk factors," *Scandinavian journal of rehabilitation medicine*, vol. 23, no. 3, pp. 127-133, 1990.

[72] A. F. de Winter, M. P. Jans, R. J. Scholten, W. Devillé, D. van Schaardenburg, and L. M. Bouter, "Diagnostic classification of shoulder disorders: interobserver agreement and determinants of disagreement," *Annals of the Rheumatic Diseases*, vol. 58, no. 5, pp. 272-277, 1999.

[73] P. J. O'Connor, J. Rankine, W. Gibbon, A. Richardson, F. Winter, and J. H. Miller, "Interobserver variation in sonography of the painful shoulder," *Journal of Clinical Ultrasound*, vol. 33, no. 2, pp. 53-56, 2005.

[74] R. Kayser, S. Hampf, M. Pankow, E. Seeber, and C. Heyde, "[Validity of ultrasound examinations of disorders of the shoulder joint]," *Ultraschall in der Medizin (Stuttgart, Germany: 1980)*, vol. 26, no. 4, pp. 291-298,

2005.

[75] C. Martín-Hervás, J. Romero, A. Navas-Acién, J. J. Reboiras, and L. Munuera, "Ultrasonographic and magnetic resonance images of rotator cuff lesions compared with arthroscopy or open surgery findings," *Journal of Shoulder and Elbow Surgery*, vol. 10, no. 5, pp. 410-415, 2001.

[76] S. A. Teefey, D. A. Rubin, W. D. Middleton, C. F. Hildebolt, R. A. Leibold, and K. Yamaguchi, "Detection and quantification of rotator cuff tears," *J Bone Joint Surg Am*, vol. 86, no. 4, pp. 708-716, 2004.

[77] American College of Radiology, *Breast Imaging Reporting and Data System, 4th ed.* American College of Radiology, 2003.

[78] E. Lazarus, M. B. Mainiero, B. Schepps, S. L. Koelliker, and L. S. Livingston, "BI-RADS lexicon for US and mammography: Interobserver variability and positive predictive value," (in English), *Radiology,*

Article vol. 239, no. 2, pp. 385-391, May 2006.

[79] D. R. Chen, R. F. Chang, W. J. Kuo, M. C. Chen, and Y. L. Huang, "Diagnosis of breast tumors with sonographic texture analysis using wavelet transform and neural networks," (in English), *Ultrasound Med. Biol.*, Article vol. 28, no. 10, pp. 1301-1310, Oct 2002.

[80] W. J. Kuo, R. F. Chang, W. K. Moon, C. C. Lee, and D. R. Chen, "Computer-aided diagnosis of breast tumors with different US systems," (in English), *Acad. Radiol.*, Article vol. 9, no. 7, pp. 793-799, Jul 2002.

[81] R. Malladi, J. A. Sethian, and B. C. Vemuri, "Shape Modeling with Front Propagation - a Level Set Approach," (in English), *IEEE Trans. Pattern Anal. Mach. Intell.*, vol. 17, no. 2, pp. 158-175, Feb 1995.

[82] J. S. Suri, *Advances in diagnostic and therapeutic ultrasound imaging*. Boston, London: Artech House, 2008.

[83] R. Deriche, "Fast Algorithms for Low-Level Vision," (in English), *IEEE Trans. Pattern Anal. Mach. Intell.*, vol. 12, no. 1, pp. 78-87, Jan 1990.

[84] R. M. Rangayyan, N. R. Mudigonda, and J. E. L. Desautels, "Boundary modelling and shape analysis methods for classification of mammographic masses," (in English), *Med. Biol. Eng. Comput.*, vol. 38, no. 5, pp. 487-496, Sep 2000.

[85] K. Nie, J. H. Chen, H. J. Yu, Y. Chu, O. Nalcioglu, and M. Y. Su, "Quantitative Analysis of Lesion Morphology and Texture Features for Diagnostic Prediction in Breast MRI," (in English), *Acad. Radiol.*, vol. 15, no. 12, pp. 1513-1525, Dec 2008.

[86] R. M. Haralick, Shanmuga.K, and I. Dinstein, "Textural Features for Image Classification," (in English), *IEEE Trans. Syst. Man Cybern.*, vol. Smc3, no. 6, pp. 610-621, 1973.

[87] W. C. Shen, R. F. Chang, W. K. Moon, Y. H.

Chou, and C. S. Huang, "Breast ultrasound computer-aided diagnosis using BI-RADS features," (in English), *Acad. Radiol.*, Article vol. 14, no. 8, pp. 928-939, Aug 2007.

[88] D. W. Hosmer, *Applied logistic regression. 2nd edition*. New York: Wiley, 2000.

[89] W. C. Shen, R. F. Chang, and W. K. Moon, "Computer aided classification system for breast ultrasound based on breast imaging reporting and data system (BI-RADS)," (in English), *Ultrasound Med. Biol.*, Article vol. 33, no. 11, pp. 1688-1698, Nov 2007.

[90] E. Alpaydin, *Introduction to machine learning*. Cambridge, Mass: MIT Press, 2004.

[91] A. P. Field, *Discovering statistics using SPSS, 3rd ed*. Los Angeles: SAGE Publications, 2009.

[92] X. Robin et al., "pROC: an open-source package for R and S plus to analyze and compare ROC curves," (in English), *BMC Bioinf.*, vol. 12, Mar 17 2011.

[93] N. Cho, W. K. Moon, J. M. Chang, A. Yi, H. R. Koo, and B. K. Han, "Sonographic characteristics of breast cancers detected by supplemental screening US: Comparison with breast cancers seen on screening mammography," (in English), *Acta Radiol.*, vol. 51, no. 9, pp. 969-976, Nov 2010.

[94] M. S. Bae et al., "Characteristics of breast cancers detected by ultrasound screening in women with negative mammograms," (in English), *Cancer Sci.*, vol. 102, no. 10, pp. 1862-1867, Oct 2011.

[95] S. Joo, Y. S. Yang, W. K. Moon, and H. C. Kim, "Computer-aided diagnosis of solid breast nodules: Use of an artificial neural network based on multiple sonographic features," (in English), *IEEE Trans. Med. Imaging*, Article vol. 23, no. 10, pp. 1292-1300, Oct 2004.

[96] A. T. Stavros, *Breast ultrasound*. Philadelphia, PA: Lippincott Williams & Wilkins, 2004.

[97] J. L. Jesneck, J. Y. Lo, and J. A. Baker,

"Breast mass lesions: Computer-aided diagnosis models with mammographic and sonographic descriptors," (in English), *Radiology*, vol. 244, no. 2, pp. 390-398, Aug 2007.

[98] S. Gefen et al., "ROC analysis of ultrasound tissue characterization classifiers for breast cancer diagnosis," (in English), *IEEE Trans. Med. Imaging*, vol. 22, no. 2, pp. 170-177, Feb 2003.

[99] D. N. Louis et al., "The 2007 WHO classification of tumours of the central nervous system," *Acta Neuropathol.*, vol. 114, no. 2, pp. 97-109, 2007.

[100] D. N. Louis et al., "The 2016 World Health Organization Classification of Tumors of the Central Nervous System: a summary," *Acta Neuropathol*, vol. 131, no. 6, pp. 803-20, Jun 2016.

[101] H. Ohgaki and P. Kleihues, "Population-based studies on incidence, survival rates, and

genetic alterations in astrocytic and oligodendroglial gliomas," *J. Neuropathol. Exp. Neurol.*, vol. 64, no. 6, pp. 479-489, 2005.

[102] D. J. Brat et al., "Comprehensive, integrative genomic analysis of diffuse lower-grade gliomas," *The New England journal of medicine*, vol. 372, no. 26, pp. 2481-2498, 2015.

[103] J. Gallego Perez-Larraya and J. Y. Delattre, "Management of elderly patients with gliomas," *Oncologist*, vol. 19, no. 12, pp. 1258-67, Dec 2014.

[104] P. C. Burger, F. S. Vogel, S. B. Green, and T. A. Strike, "Glioblastoma multiforme and anaplastic astrocytoma pathologic criteria and prognostic implications," *Cancer*, vol. 56, no. 5, pp. 1106-1111, 1985.

[105] S. W. Coons, P. C. Johnson, B. W. Scheithauer, A. J. Yates, and D. K. Pearl, "Improving diagnostic accuracy and interobserver

concordance in the classification and grading of primary gliomas," *Cancer*, vol. 79, no. 7, pp. 1381-1393, 1997.

[106] P. Kleihues, F. Soylemezoglu, B. Schäuble, B. W. Scheithauer, and P. C. Burger, "Histopathology, classification, and grading of gliomas," *Glia*, vol. 15, no. 3, pp. 211-221, 1995.

[107] R. A. Prayson et al., "Interobserver reproducibility among neuropathologists and surgical pathologists in fibrillary astrocytoma grading," *J. Neurol. Sci.*, vol. 175, no. 1, pp. 33-39, 2000.

[108] S. H. Kim et al., "Peripheral compressing artifacts in brain tissue from stereotactic biopsy with sidecutting biopsy needle: a pitfall for adequate glioma grading," *Clin. Neuropathol.*, vol. 30, no. 6, pp. 328-332, 2010.

[109] M. S. Mahaley Jr, C. Mettlin, N. Natarajan, E. R. Laws Jr, and B. B. Peace, "National survey

of patterns of care for brain-tumor patients," *J. Neurosurg.*, vol. 71, no. 6, pp. 826-836, 1989.

[110] J. A. Guzmán-De-Villoria, J. M. Mateos-Pérez, P. Fernández-García, E. Castro, and M. Desco, "Added value of advanced over conventional magnetic resonance imaging in grading gliomas and other primary brain tumors," *Cancer Imaging*, vol. 14, no. 1, pp. 1-10, 2014.

[111] M. O. Leach et al., "The assessment of antiangiogenic and antivascular therapies in early-stage clinical trials using magnetic resonance imaging: issues and recommendations," *Br. J. Cancer*, vol. 92, no. 9, pp. 1599-1610, 2005.

[112] X. Bai, Y. Zhang, Y. Liu, T. Han, and L. Liu, "Grading of supratentorial astrocytic tumors by using the difference of ADC value," *Neuroradiology*, vol. 53, no. 7, pp. 533-539, 2011.

[113] A. Jackson, J. P. O'Connor, G. J. Parker, and

G. C. Jayson, "Imaging tumor vascular heterogeneity and angiogenesis using dynamic contrast-enhanced magnetic resonance imaging," *Clin. Cancer Res.*, vol. 13, no. 12, pp. 3449-3459, 2007.

[114] R. G. Blasberg, "Imaging update: new windows, new views," *Clin. Cancer Res.*, vol. 13, no. 12, pp. 3444-3448, 2007.

[115] H. Arvinda et al., "RETRACTED ARTICLE: Glioma grading: sensitivity, specificity, positive and negative predictive values of diffusion and perfusion imaging," *J. Neurooncol.*, vol. 94, no. 1, pp. 87-96, 2009.

[116] C.-M. Lo, Y.-C. Lai, Y.-H. Chou, and R.-F. Chang, "Quantitative breast lesion classification based on multichannel distributions in shear-wave imaging," *Comput. Methods Programs Biomed.*, vol. 122, no. 3, pp. 354-361, 2015.

[117] G. J. Litjens, J. O. Barentsz, N. Karssemeijer, and H. J. Huisman, "Clinical evaluation of a

computer-aided diagnosis system for determining cancer aggressiveness in prostate MRI," *Eur. Radiol.*, vol. 25, no. 11, pp. 3187-3199, 2015.

[118] L. Boroczky, M. Simpson, H. Abe, and J. Drysdale, "Observer study of a prototype clinical decision support system for breast cancer diagnosis using dynamic contrast-enhanced MRI," *Am. J. Roentgenol.*, vol. 200, no. 2, pp. 277-283, 2013.

[119] R. McLendon et al., "Comprehensive genomic characterization defines human glioblastoma genes and core pathways," *Nature*, vol. 455, no. 7216, pp. 1061-1068, 2008.

[120] R. A. Groeneveld and G. Meeden, "Measuring skewness and kurtosis," *The Statistician*, pp. 391-399, 1984.

[121] H. J. Baek, H. S. Kim, N. Kim, Y. J. Choi, and Y. J. Kim, "Percent change of perfusion skewness and kurtosis: a potential imaging biomarker for early treatment response in

patients with newly diagnosed glioblastomas," *Radiology*, vol. 264, no. 3, pp. 834-843, 2012.

[122] R. M. Haralick, K. Shanmugam, and I. H. Dinstein, "Textural features for image classification," *Systems, Man and Cybernetics, IEEE Transactions on*, no. 6, pp. 610-621, 1973.

[123] K. L.-C. Hsieh, C.-M. Lo, and C.-J. Hsiao, "Computer-aided grading of gliomas based on local and global MRI features," *Comput. Methods Programs Biomed.*, vol. 139, pp. 31-38, 2017.

[124] A. G. Osborn, K. L. Salzman, M. D. Jhaveri, and A. J. Barkovich, *Diagnostic imaging: brain*. Elsevier Health Sciences, 2015.

[125] J. Scott, P. Brasher, R. Sevick, N. Rewcastle, and P. Forsyth, "How often are nonenhancing supratentorial gliomas malignant? A population study," *Neurology*, vol. 59, no. 6, pp. 947-949, 2002.

[126] N. Upadhyay and A. Waldman, "Conventional

MRI evaluation of gliomas," *The British journal of radiology*, 2014.

[127] M. Diehn et al., "Identification of noninvasive imaging surrogates for brain tumor gene-expression modules," *Proceedings of the National Academy of Sciences*, vol. 105, no. 13, pp. 5213-5218, 2008.

[128] W. B. Pope et al., "Relationship between gene expression and enhancement in glioblastoma multiforme: exploratory dna microarray analysis 1," *Radiology*, vol. 249, no. 1, pp. 268-277, 2008.

[129] D. Gur and J. H. Sumkin, "CAD in screening mammography," *Am. J. Roentgenol.*, vol. 187, no. 6, pp. 1474-1474, 2006.

[130] J. Ferlay et al., "Cancer incidence and mortality worldwide: sources, methods and major patterns in GLOBOCAN 2012," (in eng), *International journal of cancer*, vol. 136, no. 5, pp. E359-86, Mar 01 2015.

[131] C. Fitzmaurice et al., "Global, Regional, and

National Cancer Incidence, Mortality, Years of Life Lost, Years Lived With Disability, and Disability-Adjusted Life-years for 32 Cancer Groups, 1990 to 2015: A Systematic Analysis for the Global Burden of Disease Study," (in eng), *JAMA oncology*, vol. 3, no. 4, pp. 524-548, Apr 01 2017.

[132] T. National Lung Screening Trial Research et al., "Reduced lung-cancer mortality with low-dose computed tomographic screening," *N Engl J Med*, vol. 365, no. 5, pp. 395-409, Aug 4 2011.

[133] B. Zaric et al., "Autofluorescence imaging videobronchoscopy in the detection of lung cancer: from research tool to everyday procedure," *Expert Rev Med Devices*, vol. 8, no. 2, pp. 167-72, Mar 2011.

[134] B. Zaric et al., "Diagnostic value of autofluorescence bronchoscopy in lung cancer," *Thorac Cancer*, vol. 4, no. 1, pp. 1-8, Feb 2013.

[135] S. Lam, C. MacAulay, J. C. leRiche, and B. Palcic, "Detection and localization of early lung cancer by fluorescence bronchoscopy," (in eng), *Cancer*, vol. 89, no. 11 Suppl, pp. 2468-73, Dec 01 2000.

[136] F. R. Hirsch et al., "Fluorescence versus white-light bronchoscopy for detection of preneoplastic lesions: a randomized study," (in eng), *Journal of the National Cancer Institute*, vol. 93, no. 18, pp. 1385-91, Sep 19 2001.

[137] D. Sharma, T. G. Newman, and W. S. Aronow, "Lung cancer screening: history, current perspectives, and future directions," (in eng), *Archives of medical science : AMS*, vol. 11, no. 5, pp. 1033-43, Oct 12 2015.

[138] T. C. Kennedy, S. Lam, and F. R. Hirsch, "Review of recent advances in fluorescence bronchoscopy in early localization of central airway lung cancer," (in eng), *The oncologist*, vol. 6, no. 3, pp. 257-62, 2001.

[139] J. Sun et al., "The value of autofluorescence

bronchoscopy combined with white light bronchoscopy compared with white light alone in the diagnosis of intraepithelial neoplasia and invasive lung cancer: a meta-analysis," *J Thorac Oncol*, vol. 6, no. 8, pp. 1336-44, Aug 2011.

[140] A. Midha, S. Dearden, and R. McCormack, "EGFR mutation incidence in non-small-cell lung cancer of adenocarcinoma histology: a systematic review and global map by ethnicity (mutMapII)," *Am J Cancer Res*, vol. 5, no. 9, pp. 2892-911, 2015.

[141] T. S. Mok et al., "Gefitinib or carboplatin-paclitaxel in pulmonary adenocarcinoma," *N Engl J Med*, vol. 361, no. 10, pp. 947-57, Sep 3 2009.

[142] F. M. B. Van Coillie, S. Gardin, F. Anseel, W. Duyck, L. P. C. Verbeke, and R. R. De Wulf, "Variability of operator performance in remote-sensing image interpretation: the importance of human and external factors," *International Journal of Remote Sensing*, vol.

35, no. 2, pp. 754-778, 2014/01/17 2014.

[143] H. Lee and Y.-P. P. Chen, "Image based computer aided diagnosis system for cancer detection," *Expert Systems with Applications*, vol. 42, no. 12, pp. 5356-5365, 2015/07/15/ 2015.

[144] R. A. Castellino, "Computer aided detection (CAD): an overview," (in eng), *Cancer Imaging*, vol. 5, no. 1, pp. 17-9, 2005.

[145] M. Benz, J. R. Rojas-Solano, A. Kage, T. Wittenberg, C. Munzenmayer, and H. D. Becker, "Computer-Assisted Diagnosis for White Light Bronchoscopy: First Results," *CHEST*, vol. 138, no. 4, p. 433A.

[146] K. L.-C. Hsieh, C.-Y. Chen, and C.-M. Lo, "Radiomic model for predicting mutations in the isocitrate dehydrogenase gene in glioblastomas," *Oncotarget*, vol. 8, no. 28, p. 45888, 2017.

[147] K. L.-C. Hsieh, C.-Y. Chen, and C.-M. Lo, "Quantitative glioma grading using

transformed gray-scale invariant textures of MRI," *Computers in biology and medicine*, vol. 83, pp. 102-108, 2017.

[148] R. B. Oliveira, E. Mercedes Filho, Z. Ma, J. P. Papa, A. S. Pereira, and J. M. R. Tavares, "Computational methods for the image segmentation of pigmented skin lesions: a review," *Computer methods and programs in biomedicine*, vol. 131, pp. 127-141, 2016.

[149] P. Refaeilzadeh, L. Tang, and H. Liu, "Cross-validation," in *Encyclopedia of database systems:* Springer, 2009, pp. 532-538.

[150] S. Sural, G. Qian, and S. Pramanik, "Segmentation and histogram generation using the HSV color space for image retrieval," in *Image Processing. 2002. Proceedings. 2002 International Conference on*, 2002, vol. 2: IEEE, pp. II-II.

[151] L. Georgieva, T. Dimitrova, and N. Angelov, "RGB and HSV colour models in colour

identification of digital traumas images," in *Proceedings of the International Conference CompSysTech*, 2005: Citeseer.

[152] K. A. ElDahshan, M. I. Youssef, E. H. Masameer, and M. A. Hassan, "Comparison of segmentation framework on digital microscope images for acute lymphoblastic leukemia diagnosis using RGB and HSV color spaces," *Journal of Biomedical Engineering and Medical Imaging*, vol. 2, no. 2, p. 26, 2015.

[153] J. Xu et al., "Prevalence and risk factors for diabetic retinopathy: the Beijing Communities Diabetes Study 6," *Retina (Philadelphia, Pa.)*, vol. 32, no. 2, pp. 322-9, Feb 2012.

[154] V. Seshadri Reddy, S. Sethi, N. Gupta, P. Agrawal, and R. Chander Siwach, "SIGNIFICANCE OF ISCHEMIA-MODIFIED ALBUMIN AS A SIMPLE MEASURE OF OXIDATIVE STRESS AND ITS DISCRIMINATORY ABILITY IN DIABETIC RETINOPATHY: Literature Review and Meta-Analysis," *Retina (Philadelphia, Pa.)*,

vol. 36, no. 6, pp. 1049-57, Jun 2016.

[155] C. R. L. Cardoso, N. C. Leite, E. Dib, and G. F. Salles, "Predictors of Development and Progression of Retinopathy in Patients with Type 2 Diabetes: Importance of Blood Pressure Parameters," *Sci Rep*, vol. 7, no. 1, p. 4867, Jul 07 2017.

[156] S. B. Bressler, M. G. Maguire, N. M. Bressler, and S. L. Fine, "Relationship of drusen and abnormalities of the retinal pigment epithelium to the prognosis of neovascular macular degeneration. The Macular Photocoagulation Study Group," (in Eng), *Archives of ophthalmology (Chicago, Ill. : 1960)*, vol. 108, no. 10, pp. 1442-7, Oct 1990.

[157] F. G. Holz et al., "Bilateral macular drusen in age-related macular degeneration. Prognosis and risk factors," (in Eng), *Ophthalmology*, vol. 101, no. 9, pp. 1522-8, Sep 1994.

[158] W. E. Smiddy and S. L. Fine, "Prognosis of patients with bilateral macular drusen," (in

Eng), *Ophthalmology*, vol. 91, no. 3, pp. 271-7, Mar 1984.

[159] R.-F. Chang, C.-C. Lee, and C.-M. Lo, "Computer-Aided Diagnosis of Different Rotator Cuff Lesions Using Shoulder Musculoskeletal Ultrasound," *Ultrasound in Medicine & Biology*, vol. 42, no. 9, pp. 2315-2322, 2016.

[160] A. Osareh, M. Mirmehdi, B. Thomas, and R. Markham, "Automated identification of diabetic retinal exudates in digital colour images," *Br J Ophthalmol*, vol. 87, no. 10, pp. 1220-3, Oct 2003.

[161] C. I. Sanchez, M. Garcia, A. Mayo, M. I. Lopez, and R. Hornero, "Retinal image analysis based on mixture models to detect hard exudates," *Med Image Anal*, vol. 13, no. 4, pp. 650-8, Aug 2009.

[162] M. Garcia, C. I. Sanchez, M. I. Lopez, D. Abasolo, and R. Hornero, "Neural network based detection of hard exudates in retinal

images," *Computer methods and programs in biomedicine*, vol. 93, no. 1, pp. 9-19, Jan 2009.

[163] D. Welfer, J. Scharcanski, and D. R. Marinho, "A coarse-to-fine strategy for automatically detecting exudates in color eye fundus images," *Computerized medical imaging and graphics : the official journal of the Computerized Medical Imaging Society*, vol. 34, no. 3, pp. 228-35, Apr 2010.

[164] L. Giancardo, F. Meriaudeau, T. P. Karnowski, Y. Li, K. W. Tobin, and E. Chaum, "Automatic retina exudates segmentation without a manually labelled training set," in *2011 IEEE International Symposium on Biomedical Imaging: From Nano to Macro*, 2011: IEEE, pp. 1396-1400.

[165] T. Walter, J.-C. Klein, P. Massin, and A. Erginay, "A contribution of image processing to the diagnosis of diabetic retinopathy-detection of exudates in color fundus images of the human retina," *IEEE*

transactions on medical imaging, vol. 21, no. 10, pp. 1236-1243, 2002.

[166] B. Harangi, B. Antal, and A. Hajdu, "Automatic exudate detection with improved Naïve-bayes classifier," in *Computer-Based Medical Systems (CBMS), 2012 25th International Symposium on*, 2012: IEEE, pp. 1-4.

[167] M. Niemeijer, B. van Ginneken, S. R. Russell, M. S. Suttorp-Schulten, and M. D. Abramoff, "Automated detection and differentiation of drusen, exudates, and cotton-wool spots in digital color fundus photographs for diabetic retinopathy diagnosis," *Investigative ophthalmology & visual science*, vol. 48, no. 5, pp. 2260-2267, 2007.

[168] A. Sopharak, B. Uyyanonvara, and S. Barman, "Automatic exudate detection from non-dilated diabetic retinopathy retinal images using fuzzy c-means clustering," *Sensors*, vol. 9, no. 3, pp. 2148-2161, 2009.

[169] L. Giancardo et al., "Exudate-based diabetic macular edema detection in fundus images using publicly available datasets," *Medical image analysis*, vol. 16, no. 1, pp. 216-226, 2012.

[170] R. Raman, M. G. Nittala, L. Gella, S. S. Pal, and T. Sharma, "Retinal Sensitivity over Hard Exudates in Diabetic Retinopathy," *J Ophthalmic Vis Res*, vol. 10, no. 2, pp. 160-4, Apr-Jun 2015.

[171] T. Otani and S. Kishi, "Tomographic findings of foveal hard exudates in diabetic macular edema," *Am J Ophthalmol*, vol. 131, no. 1, pp. 50-4, Jan 2001.

[172] X. Zhang et al., "Exudate detection in color retinal images for mass screening of diabetic retinopathy," *Medical image analysis*, vol. 18, no. 7, pp. 1026-1043, 2014.

[173] E. R. Davies, *Machine vision: theory, algorithms, practicalities*. Elsevier, 2004.

[174] Q. Liu et al., "A location-to-segmentation

strategy for automatic exudate segmentation in colour retinal fundus images," (in Eng), *Computerized medical imaging and graphics : the official journal of the Computerized Medical Imaging Society*, Sep 15 2016.

[175] T. Jaya, J. Dheeba, and N. A. Singh, "Detection of Hard Exudates in Colour Fundus Images Using Fuzzy Support Vector Machine-Based Expert System," (in Eng), *Journal of digital imaging*, vol. 28, no. 6, pp. 761-8, Dec 2015.

國家圖書館出版品預行編目(CIP) 資料

人工智慧與影像知識詮釋化/羅崇銘著. -- 修訂一版. -- 臺北市 : 元華文創股份有限公司, 2022.01
面 ; 公分

ISBN 978-957-711-238-5 (平裝)

1.影像醫學 2.影像診斷 3.人工智慧

415.216 110021071

人工智慧與影像知識詮釋化(修訂版)

羅崇銘 著

發 行 人：賴洋助
出 版 者：元華文創股份有限公司
聯絡地址：100 臺北市中正區重慶南路二段 51 號 5 樓
公司地址：新竹縣竹北市台元一街 8 號 5 樓之 7
電　　話：(02) 2351-1607　　傳　　真：(02) 2351-1549
網　　址：www.eculture.com.tw
E-mail：service@eculture.com.tw
主　　編：李欣芳
責任編輯：立欣
行銷業務：林宜葶
出版年月：2022 年 01 月 修訂一版
定　　價：新臺幣 380 元

ISBN：978-957-711-238-5 (平裝)

總經銷：聯合發行股份有限公司
地 址：231 新北市新店區寶橋路 235 巷 6 弄 6 號 4F
電 話：(02)2917-8022　　　　傳 真：(02)2915-6275